JN046362

新・アダムとイヴの科学

男性医学の父が伝えたかった「性」と「生」の創造物語

日本メンズヘルス医学会名誉理事長
札幌医科大学名誉教授
みらいメディカルクリニック名誉院長
熊本悦明

医療ライター
熊本美加

KK
ロングセラーズ

はじめに

男と女はふたつに分けられない

「私は近ごろ、次のように感じている。

男は男らしく、女は女の標準近くにあらねばならないという、『みんなと同じでありたい、あるべきである』という意識は問題であるまいかと。人と同じであることで安心し、生き甲斐を感ずる日本人的な感覚から離れて、それぞれ自らの条件に悩まずに、堂々と自信をもって生きることができないものであろうかと、考えずにはいられない。現代は、『男は、また女はかくあるべし』という観念が徐々にうすれつつある時代なのだ。

このようなことは、自分が正常と思っている人には縁のない話であろうが、もし一人でも悩める人がいて、この言葉が勇気づけとなれれば、望外の幸せである」

これは1981年に出版された、男性医学の父と呼ばれた泌尿器科医・熊本悦明（よしあき）氏の著書、『アダムとイヴの科学』（カッパサイエンス）の本に綴られていた一説である。

かつて、「男と女は川をへだてて2つに分けられる」との考え方が主流であり、心と体の性には様々なグラデーションがあることは、ほとんど理解されていなかった。ましてや「LGBTQ」といった言葉すら存在していない。

熊本氏本人も「男は男らしく」との教育を受けてきた昭和1桁世代である。だが、泌尿器科医として「男性を研究する医学」にかかわり、性感染症や不妊治療、さらには半陰陽などのさまざまな症例の性器を診察。男性ホルモン・女性ホルモンをはじめとする種々のホルモンを検査。「男と女は単純に2つに分けられない」という思いを深めながら、医師として臨床と研究にひたすらに取り組んでいた。

そもそもは「男とはなんぞや？」からはじまった熊本氏の医学の探求は、「性とは何か？」「男と女とは何が違うのか？」という底なし沼のような謎と向き合うことになる。それを解き明かしたいとの欲求に突き動かされ、いっそう研究に没頭していったのだ。

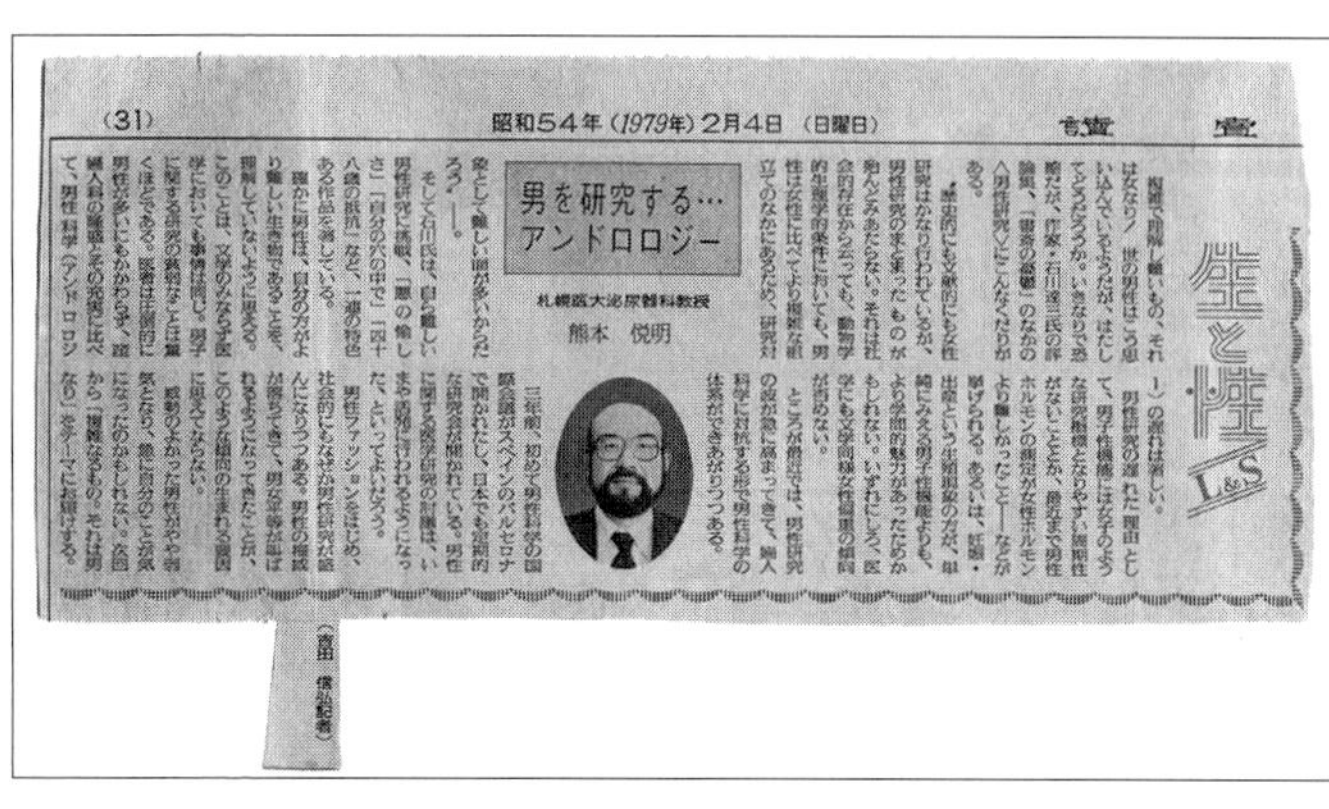
（31）　昭和54年（1979年）2月4日（日曜日）　読売

生と性 L&S

男を研究する…
アンドロロジー

札幌医大泌尿器科教授
熊本　悦明

（富田　信弘記者）

その熊本氏が医学をベースに、できる限り男女の性を立体的に捉えたいと試みて書き綴ったのが、１９７９年にはじまった読売新聞の日曜版の連載コラム「性と生」。全80回をまとめて、１９８１年に出版されたのが『アダムとイヴの科学』である。医学書としてはスマッシュヒットで、多くの人に読まれた。当時、熊本は52歳であった。

アダムとイヴの未来には

男性医学の父と呼ばれた熊本悦明は私の父である。パソコンも携帯もＦＡＸもない時代の連載記事。今では考えられないが、担当者は全国各地にいる父を電話で追いかけ、いつも綱渡りで入稿していた。私は子どもながらに、休日に家族で出かけた旅先のスキー場のロッジや温泉旅館で、ピンクの公衆電話で父が長話をしていた姿を鮮明に覚えている。「お父さんはなぜ、あんなに電話が好きなのだろう？」と不思議に思っていた。

私がはじめて『アダムとイヴの科学』を手に取ったのは、成人し父の仕事を手伝うようになってからだ。ページを開くと、新しい発見に溢れていて、正直驚いた。そして、若かりし頃の父の情熱と、生真面目に性と向き合い、紐解こうともがいている思いがビシビシと伝わってきた。

本の内容をざっくり言えば、人間の原型は女型で、そこから「男性ホルモン＝テストステロン」で、どのように、そしてどこまで男に創り変えられていくかの物語（父は創るという表現を好んだ）。

創り変えられる度合いは千差万別。**100人いれば100通りあって、男と女とはふたつにスパッと分けられるものではない。**もちろん、生き物としてのオス・メスの性差は人間にもあり、抗えない部分である。だが、**生物学的ばかりでなく、社会学的、文化的など**

複雑な要素がからんでくる。「性」は個々の「生」であり、みんな違って当たりまえ。みんな違ってみんないい。こういった性の多様性を父は40年以上前から理解し、認めていた。

私はこの『アダムとイヴの科学』をアップデートして再出版できないかと、企画書をいくつかの出版社に持ち込んだのは2018年。母が他界した父の喪失感を埋められる仕事を用意したいとの願いもあった。そして、この企画を受け入れてくれたのがKKロングセラーズの真船壮介氏である。順調に打ち合わせは進み、「男性医学を多くの人に知ってもらえる」と父も嬉々として取り組んでいた。しかし、2022年5月4日、数え年の94歳で、転倒が契機となった硬膜下血腫で、突然に旅立ってしまった。

父が最後まで伝え続けていたメッセージは2つ。

・「男性ホルモン＝テストステロン」は元気ホルモンで、決して悪者ではない。

・テストステロンは男性だけでなく、中高年以降の女性の健康寿命を伸ばすために重要。

これを世の中の人に広く知っていただきたい。そして手軽で安価なテストステロン補充治療が可能な医療体制をつくりたい。父は亡くなる数年前から外来で使用する「テストステロンジェル」の開発にも取り組んでいた。それによって超高齢化社会で、男性も女性も死ぬまで元気で楽しい人生を過ごせる社会を実現させるのが父の夢だった。

この本の出版が父との最後の約束になってしまうとは考えもしなかった。「まさか」はいつだって突然に襲ってくると知っていたはずなのに……。けれども残された私は、父からのバトンを必死で受け取り、父にほめてもらいたいという一心でまとめた一冊である。最後までお読みいただき、人間の性について研究し続けた父を少しでも思い出していただけると幸甚である。

熊本 美加

新・アダムとイヴの科学　目次

はじめに

序章　男性医学の父、逝く。

第1章　女を改造して男はつくられる

第2章　男性への出発

第3章　性は脳にある！

第4章　テストステロンの秘密

第5章　らしさの研究　～セックスとジェンダー～

エピローグ——アダムとイヴの未来には

序章

男性医学の父、逝く。

男とはなんぞや？

男性医学一筋65年。口を開けば、テストステロンの有効性について熱く語っていた泌尿器科医・熊本悦明。男性医学の父と呼ばれているが私の父でもある。２０２２年5月４日に数え年で94歳の人生に幕を閉じた。まだまだやりたかったことが山ほどあったはずだ。悔しかっただろう。口惜しかっただろう。そんな父の想いを娘として引き継ぐために、この本を纏めている。

父を知らない方が多いと思うので少し紹介したい。父は１９２９年、東京生まれ、東京育ちの泌尿器科医師。東京大学医学部卒業後、同大学講師（泌尿器科学講座）を経て、米カリフォルニア大ロサンゼルス校へ留学。母はその時に私を宿し、帰国後に出産した。私の名前は、「Beautiful California」、美しきカリフォルニアから命名されて美加となった。男の子だったら加州だったそうで、父は2番目には男の子を期待していたらしい……。

１９６８年に札幌医大医学部秘尿器科学講座主任教授に就任。そこから札幌での生活がはじまり、母が亡くなるまで、藻岩山の麓で暮らした。退官後も札幌医科大学の名誉教授として活躍し、東京の「男性更年期外来」へ診察に通い、国内外の学会や執筆活動も精力的に行っていた。

また、性病から性感染症へと改名したのも父で、１９８８年に「性感染症学会」を立ち上げた。「性の健康＝セクシャルヘルス」という概念を掲げ、幅広い意味での性の健康を研究すべきと、２００２年に「日本メンズヘルス医学会」を立ち上げた。こういった先見の明と猪突猛進な行動力はテストステロンのパワーがあったからに違いない。

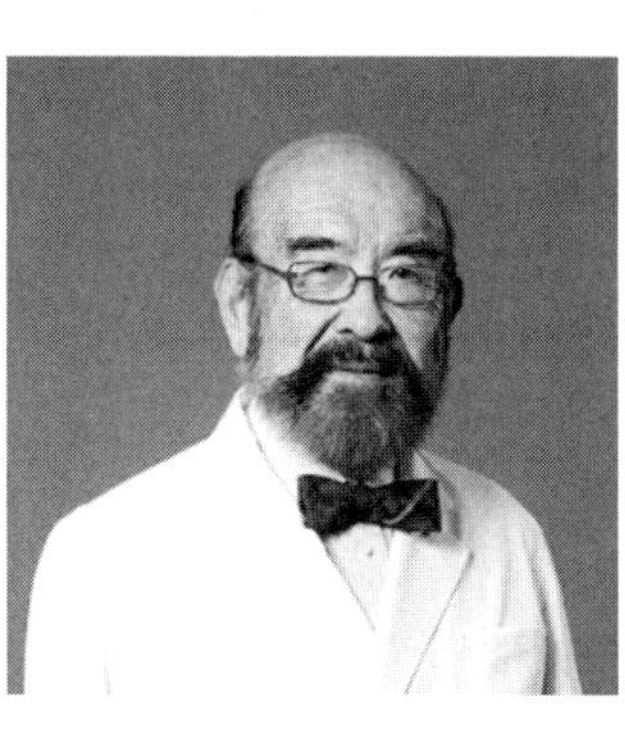

父がなぜ泌尿器科医を目指したのか。

「国家試験を受ける前にいろいろ勉強していたら、女性については教科書にたくさん書かれていたけど、男性については ほとんど書かれていなかった。せっかく自分が男に生まれたのに、男のことがよくわからないのは残念という気持ちが強くなって、男性医学を勉強することにした」

と話していた。

当時は、周囲からは「なんでそんなに男に興味があるの？」と随分と笑われたそうだ。でも、ひとつのことをとことんまで極めたい性質だったので、亡くなる間際まで、男を学ぶ〝男の細道〟を65年間、駆け抜けた。

１９５８年、父が医者になり東大泌尿器科に入局した頃、東京大学はバラックのような木造の建物。泌尿器科の教授だった市川篤二教授の許可を得て、父はホルモン外来を開設。当時、ドイツ・ミュンヘンにホルモン外来がすでにあり、父のホルモン外来は世界で２番目だった。

水曜日の午後、父がひとりで外来を担当し、他の医局員はその時間になると全員がグラウンドに出て野球を楽しんでいた。なんとものどかな時代。父は男になりきれない「類宦官症」の若い男の子や、男性の不妊症患者へのホルモン治療をメインに行っていた。

その後も、男性医学の研究を続け、39歳で札幌医科大学泌尿器科の教授となり、**1979（昭和54）年の日本医学総会で『男性更年期障害』の存在を主張する講演をした。**

その折は多くの方々から「生理のない男に更年期があるわけない」「君、あんまりおかしいこと言っていると干されるよ」と、さんざんキワモノ扱いされたが、却って父の研究心に火が付き、その結果、今では加齢だけでなく強いストレスや疾患などの影響によるテストステロン低下で、男の元気が奪われる「男性更年期障害」の存在は日本でも常識となってきた。

大きくまとめて　ＬＯＨ症候群（加齢性腺機能低下症）とも呼ばれるようになったが、父はＬＯＨ症候群という呼び名が「ＬＯＨ＝老という高齢者に鞭打つような診断名だ」と怒っており、使うことはなかった。若い頃からテストステロン値が高いため、攻撃性の強い性格であった……。

テストステロンとはなんぞや？

改めて、父が大好きだった「テストステロン」とは何か？　それはズバリ、強力な男性ホルモンである。胎児の段階で男児には大量に分泌され、男性器や男性らしい脳の形成に寄与し、思春期には精通や声変わりを後押しする。まさに**男を創りあげる主役。**睾丸から分泌されるが、加齢による減少が始まると体調が乱れる原因となる。

そもそもホルモンとはヒトのさまざまな機能を司る化学物質である。意思とは関係なく、脳の視床下部が分泌をコントロールしていて、たとえば、すい臓から分泌されるホルモンであるインシュリンは血糖値を調節し、胃から出るガストリンは胃酸の分泌を促す。その数は100以上にものぼる。

男性ホルモンと呼ばれるものの中には、父の大好きなテストステロンの他に、そのもととなるデハイドロエピアンドロステロン（DHEA）、薄毛の原因となるジヒドロテストステロン（DHT）などがある。テストステロンは、男を創りあげる主役と言ったが、加齢はもちろん年齢を問わずストレスによって減少していく。そうなると、全身の倦怠感、性欲低下、気力の低下など、いわゆる『男性更年期障害』と呼ばれる症状が出てくる。

先に紹介したように、「男にも更年期がある」と１９７９年に父が講演した時は失笑されたが、研究と臨床、そして啓蒙を続け、今では男性更年期は世の中に認知されている。テストステロンの分泌量のピークは20代で、加齢とともにその量は減少していく。若々しさや体力、気力を充実させるテストステロン補充療法の重要性を研究し、多くの患者に治療を行ってきた父。そして**自らも70代から生涯にわたりテストステロン補充療法を続けた。**

結果、最後まで認知機能テストは満点で合格。生活習慣病も特になく、現役医師として患者を診ていた。まさにテストステロンの福音を受けた実証例ｎ＝１。

外来に駆け込んできた患者たちにも父は、**「ただ長生きしても意味がない。死ぬまで元気でいるためのテストステロン補充**です。自分の元気のためはもちろん、周りに迷惑をかけないために私は打っています」と説明した。その言葉に後押しされテストステロン補充を開始し、元気を取り戻していく患者たちの姿こそが父の生き甲斐であった。

しかし、散歩中の転倒で右手親指骨折から一転。手術→入院→フレイル加速→最後の転倒。倒れる前夜の19時まで、私と打ち合わせをしていた。「また明日来るから」と別れた翌朝、小田原の父の元に向かっていた東京駅で、「お父さまが転倒し、意識不明で救急搬送されました」とスマホに知らせが入った。駆けつけた病院では、コロナ禍のために最後に15分間だけ面会を許された。それが温かい父に触れた最後となった。2週間後、意識が戻らないままひとりで旅立った。

死ぬまで元気でいるためのテストステロン

札幌市の藻岩山登山口付近にあった我家。そこまでの急な坂道は、冬になれば凍り付き、4駆でなければタクシーは上れないほど。1968年に札幌医科大学泌尿器科教授に赴任以来、自然豊かな暮らしを好んだ父は札幌を拠点に「男性ホルモンの伝道師」として国内

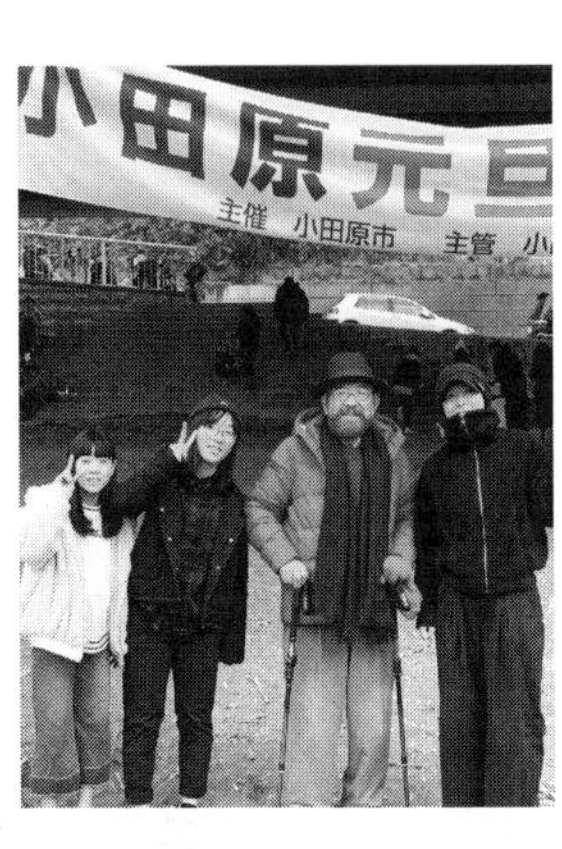

小田原にて妹家族と（2021）

外を講演で飛び回っていた。

70歳を過ぎてからも、東京の外来へ月2回飛行機で往復していたのだが、母の他界を期に、神奈川県小田原の妹家族の住居から徒歩5分の小さなマンションへ移り住み、88歳で人生初の一人暮らしを始めた。

それまで家事は全て母に任せっきり。自分でお茶をいれたことさえない父は、食事も掃除も洗濯も何もかも手さぐり状態。まさに七転八倒の日々。「奥さんに先立たれた旦那は平均3年で亡くなるエビデンスがある」と言っていたが、4年は踏ん張った。

小田原では料理教室に通い肉じゃがを作ったり、手品教室でマジックを身に付けて周囲を驚かせたり、新しい友人もたくさん作った。引き続き東京の外来へも新幹線で通い、招かれれば自作のド派手なスライドを持ち、全国各地に講演へ出かけた。

一方で90代になった父は加齢と孤独のリアルに直面していた。「寿命１００年時代なん

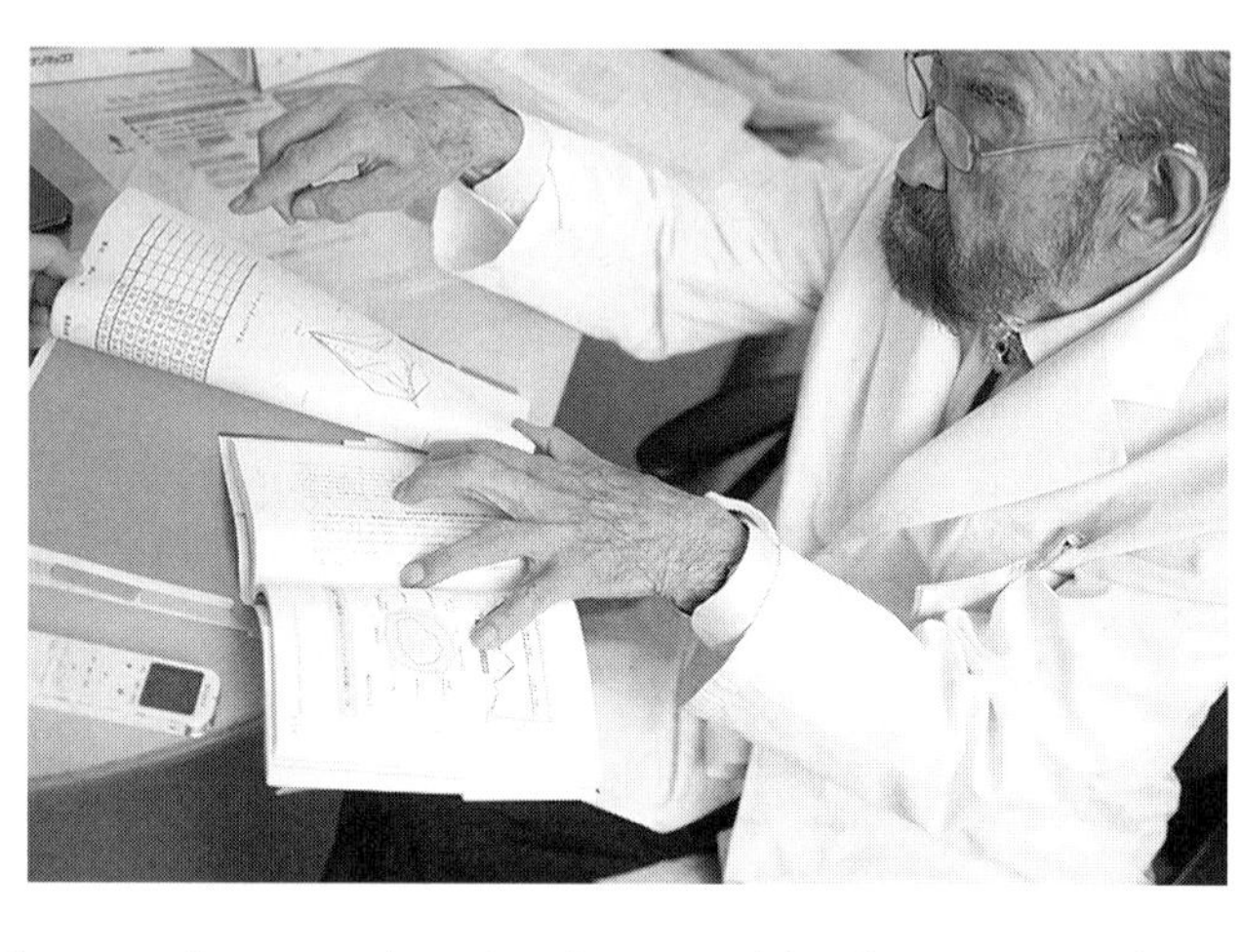

てみんな勝手なこと言っているが、実際に90歳を超えて生きていくのは、ほんとうに大変なこと。これは経験してみないとわからない。アンチエイジングと訴えている先生方でも、90歳を超えて学会に出てきている人はほとんどいない。私が出て行っても相手にされない。

食生活・運動・社会参加が長生きの3種の神器と言っているが、90代で社会とつながっている人はごくわずか。高齢者をいかに元気にするかの健康医学を研究しているけれど、患者さんと向き合って、本当に社会的な活躍をサポートする議論ができているか、はなはだ疑問」と——。

老化で思い通りに動かない体や脳と、社会的な活躍の場が失われていく喪失感にもがきながら、その解決策を模索していた。

「健康長寿を全うするのに欠かせないテストステロンは、男性のみならず女性にも非常に重要なホルモン。男女共にフリーテストステロン値を測り、足りなければテストステロンを補充するのがこれからの求められる健康医学。車を動かすためにエンジンオイルが必要なように、人間にはテストステロンが必要だと世の中に広めなければ」

「子ども庁ではなく高齢者の活躍を促す老人庁をつくるべき。そして定年年齢の大幅な引き上げなど、高齢者が社会的に活躍できる仕組みづくりが急務」

最後に過ごした介護付き老人ホームの2ヵ月間も、医学の進歩で伸びた寿命を、医学が責任を持って生きる意味を持てる社会を実現すべきと、吠えまくっていた！　文献を読みあさり、情報収集をし、右手が使えないため、口頭で私に修正の指示を出し、共に新しいこの本の出版に向けて取り組んでいた。

テストステロン悪役説を打破せよ！

男性更年期障害は世に知られる病気になった。そして**中高年男性の6人に1人は更年期障害に見舞われているという推測データがある。また、テストステロン療法は欧米では一般的な治療となっているにもかかわらず、いまだ日本では普及していない。**

「テストステロン補充治療での副作用の心配はほとんどないと説明しても、『注射までして補充するのは抵抗がある！』『男として潔くない気がする』『不自然なことはしたくない』と言う方は多いです。男性はもちろん中高年以降の女性も長く元気で過ごせるように、口を酸っぱくしてテストステロンの有効性を説いてきた私は、いつももどかしく力不足を感じます」と父は言っていた。

スポーツ競技会でのドーピング問題や倫理的に問題ありといった「男性ホルモン悪役説」は一般の方ばかりでなく、医師の間でもはびこっているともよく嘆いていた。海外では、注射による補充だけでなく、飲み薬や、塗り薬も、ごく一般的に使用されている。しかし、いまだに日本では認可が下りていないものが多い。これらもテストステロンに対する強い拒否反応が見てとれる。

「テストステロンを打つことで、『ハゲる』『前立腺ガンになる』など、さまざまな副作用が起きると、主張している方がいます。しかし、これまで私がテストステロン補充をした数千人の患者さんで、副作用を起こした人はひとりもいません。この事実が、すべてを証明しています」。

副作用で真っ先にあがるのが髪の毛問題。「テストステロンを補充するとハゲますか?」と、若い時から薄毛の父に頻繁にぶつけられる質問であった。結論から言えば、**テストステロン補充療法をしたからハゲることはない。**「頭が薄いことが恥ずかしいと思うなんて、冗談じゃない。男らしいと自慢すべきです」と父はキッパリと答えていた(苦笑)。

また、父は**「テストステロン補充で前立腺ガンが発症することはない」**と長年主張し続け批判を浴びてきたが、改定された「男性の性腺機能低下症ガイドライン2022」にテストステロン補充療法は前立腺ガンの発症に影響を与えない、前立腺肥大症の症状を悪化させないと明記された。

「患者さんには、『あなたは、自動車や飛行機に乗りますか？』と聞きます。みなさん『ええ、もちろん乗ります』と答える。自動車も飛行機も、まれに事故を起こすことはありますす。それでも、万全の安全対策をとり、運転者にはきちんとしたトレーニングで、事故を最小限に防いでいます。テストステロン補充も専門家である医者が、科学的なデータにもとづいて慎重に扱えば、なんら問題はないのです。

目が悪くなったらメガネをかけるし、耳が遠くなったら補聴器を使う。元気がなくなったからテストステロンを補充するのも同じことです」。

テストステロン補充の安全性と有効性が今後より明確になり、元気で生きる高齢者をサポートする治療として受け入れられる時代の到来を父は心から願っていた。

テストステロンといかに対峙するかは人生哲学

平均寿命の推移と将来推計

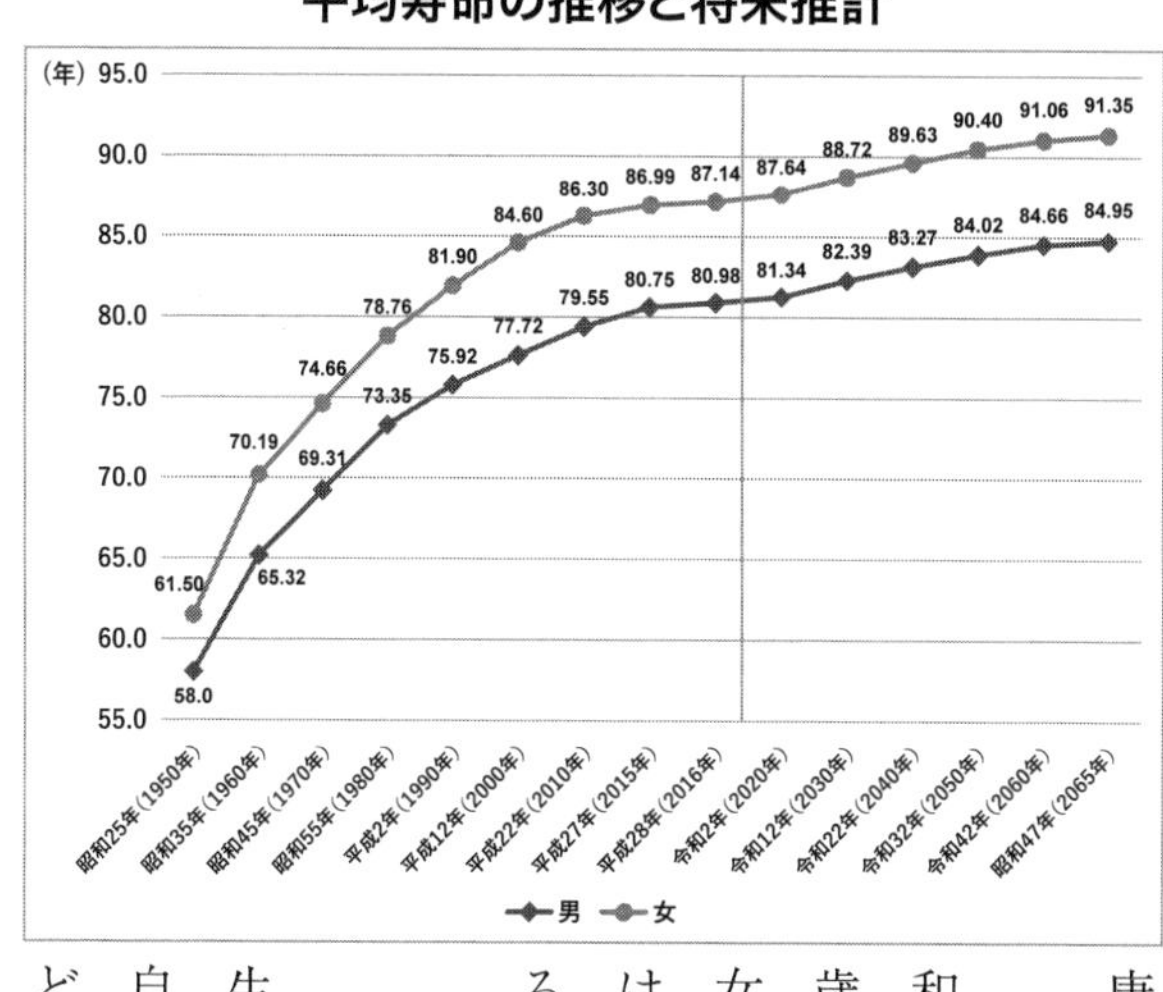

90歳を越えた父は、自分の加齢と直面し、健康医学についてより深く考えていた。

『アダムとイヴの科学』が発売された頃の昭和55年（1980年）の平均寿命は男性73・35歳、女性78・7歳。2019年には男性81・41歳、女性87・45歳。医学の目覚ましい進歩で、我々は人類の歴史の中で例を見ない長寿を与えられるようになった（上図）。

「単に長く生きればいいのか？　限られた人生をどう生きるか？　年齢を重ねて衰えてきた自分とどう付き合うか……。テストステロンとどう対峙するか。一度しかない人生をどう生きるかは〝人生哲学〟の問題だ」。こういった山

自立度の変化パターン

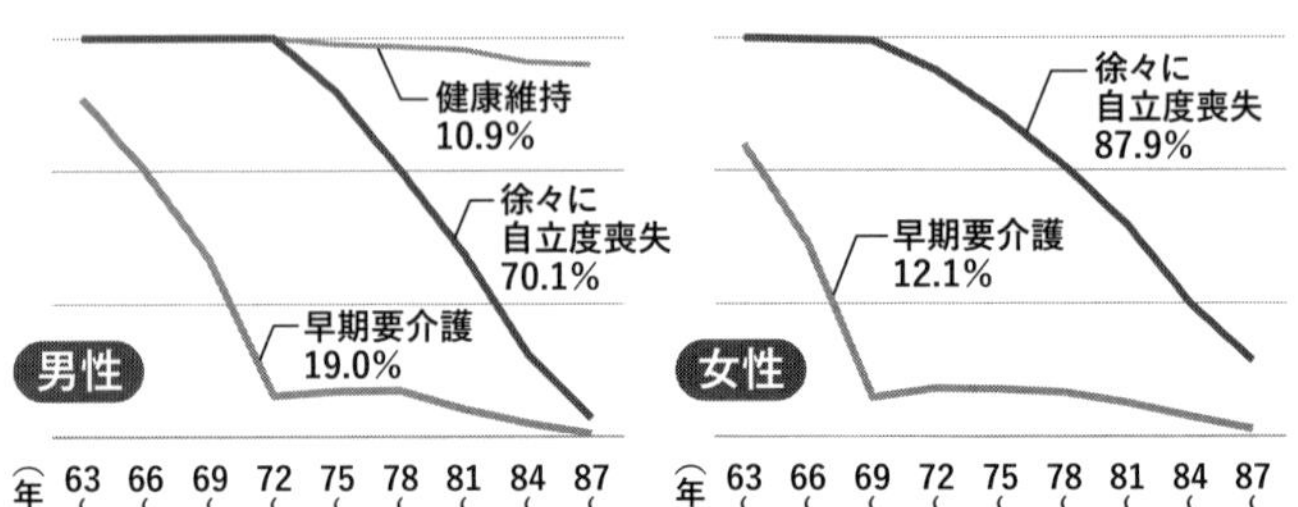

出典：秋山弘子　長寿時代の科学と社会の構想『科学』岩波書店2010

のようなメモ書きが亡き父の自宅に残されていた。

生前に父が強い興味を持ったデータがある。東京大学高齢社会総合研究機構の秋山弘子特任教授が発表したもので、高齢者の7割は75歳ごろまでは元気だが、その頃から徐々に自立度が低下する。女性は9割が70代半ばから緩やかに衰えるが、男性は80歳、90歳まで自立を維持する人が1割程度存在している（上図）。

その理由を父は「男性はテストステロン値が高いため」と分析した。

「なるべく長く、自立した生活を送り、長寿を楽しむには更年期以降の女性へのテストステロン補充が効果的だ。車にエンジンオイルを入れるようにチャージし、元気をサポートするのがこれからの新しい医学。寿命100年時代に、更年期障害の男性だけでなく閉経後の中高年女性のフリーテストステロンを検査し、低い人には補充していく健康医療が求められている」と、ここ数年は中高年以降の女性のテストステロンの重要性に注力していた。

名前のせいで誤解が生じるが、女性ホルモンは女性専用ではなく、男性ホルモンは男性専用ではない。人間の性ホルモンの量は生涯でたったのティースプーン1杯程度。さらに女性のテストステロン量は男性の5～10分の1と超極微量だが、それが元気、やる気、生きるパワーを支える重要なポーションであることは、追って説明していく。

健康長寿医学のカギはテストステロン

生殖年代を支えていると思われていた性ホルモンが、健康長寿に重要だとわかってきた。だからこそ、健康長寿医学で「テストステロンの重要性が語られなければならない」と主張していた父が、強調していたのは次のことである。

【生殖年代】

女性　女性ホルモン（エストロゲン）有意　生殖と子育てのための「内向き」の生理

育児や家事で家を支える

オキトシン分泌亢進　（愛情・共感・親密感）

男性　男性ホルモン（テストステロン）有意　生殖と子育てための「外向き」の生理

食糧を得るために狩りをし、外敵から家族を守る

ドーパミン分泌亢進、バゾプレシン分泌亢進

【男女更年期以降】

男女の女性ホルモンと男性ホルモンの比率が近づく

男女とも元気ホルモンである「テストステロン」が重要で内向き外向きのミックス生理

生活行動活性力を創り出す

かつては、子づくりをし、子どもを一人前に育てるために、それぞれの性ホルモンの役割があった。その役割を果たすと、性ホルモンが減少していくが、その先は短い余生を過ごせば良かった。人間以外の動物は、生殖を終えたら死を迎える。人間だけが性ホルモンが激減した後に「更年期」があり、さらに「熟年期」「高齢期」と30年～40年の人生が与えられたのだ。

これは試練なのか？　そうとは限らない。寝たきりにも認知症にもならず健康を維持できれば、元気に楽しく過ごせる幸運な時間にすることもできる。**そのカギを握るのが、何度も繰り返すが、男女共に「テストステロン」なのだ。**

女性のテストステロン値、最新データ

父は女性のテストステロン値の平均値の調査を仲間の医師たちと進めていた。それは、赤枝医学研究財団の一般公募で、猛烈アピールで2年目に100万円の研究助成金を受けることが叶い、実施することができた。

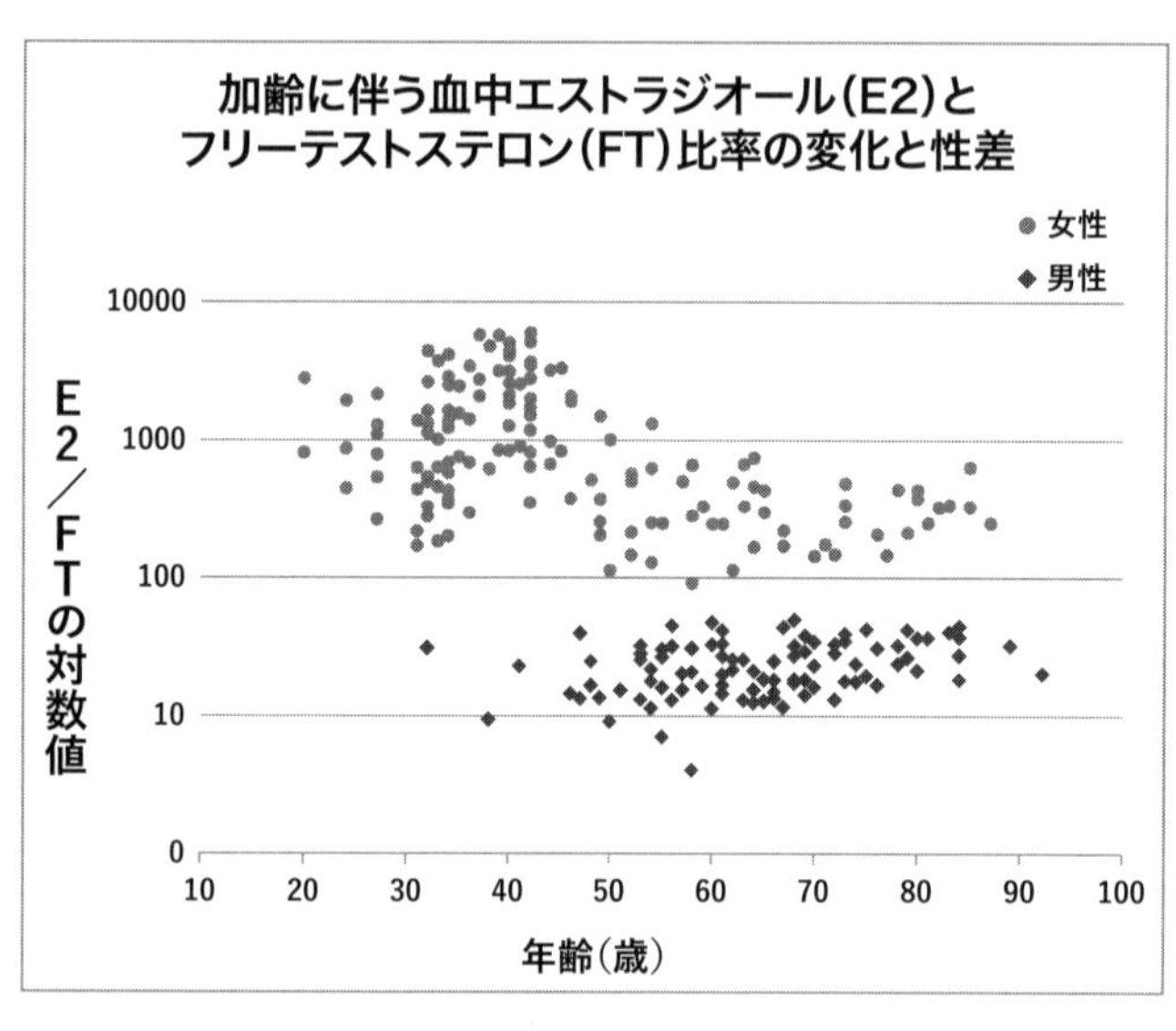

2020年10月～21年2月の5カ月の間に女性医療クリニックなど数カ所を受診した健康な160人のボランティア女性の血液を採取し、テストステロン、フリーテストステロンなどの測定を実施した（上図）。

その結果、**健康な女性の血中の男性ホルモンは、男性の10分の1レベルで、女性の更年期障害も男性と同様に、フリーテストステロン値が下がることがわかった。**

少しややこしいが、**テストステロンには、たんぱく質にくっついている「トータル（総）テストステロン」と、たんぱく質から離れて血中で動く「フリーテストステロン」がある。**細胞の核に入って作用するのはフリーテストステロンで、父はこちらの値を重視していた。日本の男性は欧米の男性と異なり、加齢によって激減するのがフリーテストステロンというデータがあるからだ。なぜ日本の男性のトータルテストステロンが下がらないのか。「日本人は大豆などの植物性たんぱく質を摂取しているから」との指摘もあるが、はっきりとしたことはわかっていないが、この調査で女性も同様の結果であった。今後の研究が待たれる。

「私が知りたかったのは女性ホルモン（エストラジオール・E2）と男性ホルモン（フリーテストステロン・FT）の比率です。年をとってくると内分泌的には女性が男性化してくる。気が強くなったり、ひげが生えたり、性欲がアップする人もいます。夫婦間でも夫より妻のほうが元気で強くなってきたりします。

しかし、女性の持つテストステロンが欠乏すると、元気がなくなり、出不精になり、家事がこなせなくなり、ついに寝込んでしまう。いわゆるフレイル（虚弱）状態が悪化してくるのです。そこで、更年期以降のテストステロンが欠乏した女性にテストステロンを補充し、男性の比率に近づけると、女性の高齢者が活性化してきます」。

こう話していた父は、せっかく男性より長生きするポスト更年期以降の女性を元気にするには、テストステロンを補充し、E2/FTを男性高年者に近いレベルにあげていく必要があると考え、その医療の構築に向け、研究データの分析・検討を進めているところであった。

テストステロンを打った女たち

しかし、女性へのテストステロン補充療法については、父がかつて「男性に更年期がある」と発表して笑われた時と同じような、「非常識」「倫理的に問題あり」といった逆風が強い。

「産婦人科の教科書にも、男性ホルモンから女性ホルモンが作られていることも、女性に男性ホルモンがあることも書かれていません。なので、後輩の医師たちに講義をした時に、『女性に男性ホルモンがあるなんて、聞いたことがない』と、未だに驚かれます。医者でさえ、女性に男性ホルモンはあるという常識がないのですから、一般のみなさんがご存じないのは、仕方ありません。

私がテストステロンを処方する女性は、主に更年期以降で、性的意欲が低く、そのためQOLが落ちている患者さんです。抑うつ的になっていて、抗うつ剤で症状が改善されない患者さんで、女性ホルモン値は正常なのに、フリーテストステロン値が下がっている場合に、テストステロンを男性への補充量の4分の1〜2分の1を慎重に処方しています」と父は話していた。

ここ数年、父の外来でテストステロン補充療法を受ける女性の患者さんは増え続けており、私は医療ライターとして取材する機会が度々あった。

「長年腰痛に悩み、さまざまなサプリメントや治療法を試しても良くならなかったが、テストステロン補充療法を試してみると体調が改善し、引っ込み思案だった性格が積極的になり、周囲から驚かれます」（65歳・会社役員）

「更年期のうつ症状に悩んでいた夫が、テストステロン補充でみるみる元気を取り戻し、

ある時、夫から『おまえも打ってみたら』と言われ、半信半疑で打ってみたところ、驚くほどパワーが沸いてきたのです。最近は、夫と一緒に出かけることが増えました」（82歳主婦）

「80代で寝込んでいた母が、鼻歌を歌いながら家事をするようになりました。先生、母にどんな魔法をかけたのですか？」（50歳・主婦）

こういったよろこびの反応ばかりだが、気になる副作用についても当然聞いている。

「最初少しニキビができた」「口ひげがちょっと濃くなったかも」と言うものの、「元気を取り戻せたことに比べたら、全く気にならない」と補充治療を継続し、あるいは症状が安定し、注射からクリームへ、またＤＨＥＡ（サプリ）などに切り替える方もいらっしゃった。

男女ミックス、「らしさ」の多様性が求められる時代

前置きが長くなったが、ここからはいよいよ父にバトンタッチする。生前の父の言葉に耳を傾けていただきたい。

「あと50年も経てば『人生150年』になるかもしれません。長生きすればするほど、女性はテストステロンの助けを必要とすることを皆さんに意識していただきたいです。実際、政治家や経営者など社会的に活躍している女性たちのテストステロン値が高いことや、女性へのテストステロン補充が、加齢によるフレイル状態を改善し、性的欲求や生きる意欲が向上するなどの効果も、海外のさまざまな論文で明らかになっています。

個々人のなかでの性ホルモンの比率が違って、それが多様な個性を創り出す。私自身は「男らしい」「女らしい」と育てられてきた世代ですが、これからは、「女性ホルモン」の持つ内向きの優しさと「男性ホルモン」の持つ外向きの生活力の、**優しさと強さをミック**

ずです。

スした、反対の性のニュアンスを持ち合わせている人材がリーダーシップを担っていくは

多様性を受け入れる社会になれば、強さと優しさが共存して、平和で楽しく、老いも若きもジェンダーにとらわれず、共同生活を送れる世界になる。らしさをミックスした新しいジェンダー医学&攻めの健康医学を考えていきましょう。そのためにも性分化について、40年前に書いたアダムとイヴを基本に一部アップデートしたものをぜひとも読んでいただきたい。何かヒントになるかもしれません」

第1章

女を改造して男はつくられる

らしさとは何か？男性感、女性感は変わり続けている

この本を手にされているみなさんは、他人からどのように思われ、評価を受けたときに、男として、あるいは女としての「誇らしさ」や「よろこび」を感じるだろうか？人を評価するポイントはたくさんある。頭の良し悪し、容貌の美醜、経済的能力、社会的地位など。

たとえば、こんな言葉に自尊心をくすぐられはしないか？

「彼は男らしい人物だ」

「彼女ほど女らしい女性はいない」

老いも若きも、また社会的地位や富に違いがあっても、「らしさ」を大事にして、男はより男らしく、女は女らしく生きようとしているからなのだろう。もちろん、体の性と心の性が違う場合であっても、「自分の生きようとする性らしさ」を求めているはずだ。

どんなにイケメンでも、絶世の美人でも「らしくない」と言われるのは屈辱かもしれない。近頃は「らしさ」に関して、性別にこだわらない志向もかなり普通になっているが、ひと皮むけば「らしさ」へのこだわりの裏返しの表現に過ぎないようにも見える。

男性は「男らしく」あることが、少し前まではあらゆる行動の基準になっていたように思う。「男子たるもの」「男のメンツ」「男がすたる」「男のくせに」という言葉がそれを物語っている。しかし、今の世でこのような発言を公にすれば、差別的と猛烈に非難されるだろう。うっかり「女のくせに」と言ってしまったら、あっという間に炎上する時代になった。

それでもなお、おとなの世界だけでなく、子どもたちにも「男らしさ」「女らしさ」は期待されている。たとえば「男の子でしょ。泣いちゃダメ」「女の子なのだからニコニコしなさい」と、親たちからの決まり文句はいまだにある。しかし、これらの言葉の根底にある「男性感」「女性感」は、決して日本固有のものではない。文化や生活様式のちがいで、程度や表現方法の差こそあれ、やはり万国共通の「男性像」「女性像」というものがあった。

たとえば、現在の総理大臣はややソフトな印象の岸田さんが選ばれた。完全な男らしい人材より、やや反対の性のニュアンスを持つ人が、これからはいろいろな組織のトップに立つようになってくると私は想像している。**アダムとイヴの未来は、男性優位の社会ではなく、異性を完全に否定しない、中性的な社会になっていくはずだ。**

では、改めて「男らしさ」とはいったい何か。あるいは、何が男を、そこまで「男らしく」あることにこだわらせてきたのだろう。「男らしさ」とは、さまざまなニュアンスをもった表現であり、その正体を言い当てるのはむずかしい。肉体的なたくましさも条件のひとつだろう。決断力、行動力という要素もあり、洞察力、冷静さ、さらには包容力などの精神面が強調されることもある。宝塚の男役にはそんな理想的な男性像のイメージが注ぎ込まれている。

私の専門分野から言えば、「男らしさ」とは、広い意味での男性としての「性役割」を表す表現であると考える。それについては、この本で説明していくが、**「らしさ」を考える前に、まず私たちが「生き物」であることを理解する必要がある。**

男が気にする言葉に「男らしくない」と同じような意味で、「めめしい」という言葉がある。女性差別をする気は毛頭ないが、「めめしい」は「女々しい」と書く。はからずも、ここで「男」と対比される形で「女」という文字が登場しているが、「女らしさ」も不明確である。

しかし、まずは男とは何か、女とは何かについて、らしさを取り払った生物学的な条件、**哺乳類・霊長目・ヒト科のオスとメスという、**医師の立場でのアプローチから解説していくことにする。

男を科学的に解明する「男性医学＝アンドロロジー」

私の専門分野である「男性医学」に少し触れておこう。

異性の秘密を求めて、探りあおうとする男と女がいる以上、その研究は両性対等に行われてしかるべきなのに、不思議なことに、女性研究にだけにかたよってきたように感じる。「複雑にして理解しがたきもの、それは女なり」といった言葉に象徴されるように、文学・

芸術ばかりでなく、医学的に、女性研究に関してはたくさんの本があるものの、男性研究は微々たるものであった。

医者は圧倒的に男性のほうが多いにもかかわらず、女性医学研究は熱心に行われ、男性医学は遅れをとっていたのはどうしてなのか。この疑問符が、私を男性医学に向かわせた。

遅れをとった理由のひとつとして、考えられるのは両者の受け持つ生殖原理の違いだ。女性には妊娠・出産という複雑で厳かなイベントがあるのに対して、男性の立場は一見単純。つまり、セックスさえできれば「男性として問題なし」とみなされてきた。複雑で、しかも研究対象になりやすい生理現象をもつ女性のほうが、単純で面白味のない男性よりも学問的にも魅力があったとしても、やむを得ないことだったのかもしれない。

それでも**徐々に男性研究の波が高まってきて、女性医学に対抗する形で男性医学の体系が出来上がってきた。**私も一生懸命に男印の旗をふり、男性医学を盛り上げてきたつもりだ。また、皮肉な考え方をすれば、男女平等、ウーマンリブの台頭、男性権威の失墜という世界的な流れで、威勢よかった男たちが弱気になり、中性化して、急に自分のことが気になりだしたせいとも言えるかもしれない。

こうして活発になりはじめた**男性医学は「アンドロロジー」と名づけられた。**「アンドロ」とはラテン語で男の意味。簡単に言うと「男とはどのような生き物か」について医学を中心に総合的に考えてみようという学問。ちなみに「ギュノス」は女。「アンドロギュノス」は両性具有のことである。

このアンドロロジーによって、一見単純に思われてきた男性が、実はなかなか複雑で奥の深い生き物であると次第に明らかになっていった。そしてその秘密は、**「男は女を原型にしてつくられたもの」という事実**に由来していることが浮き彫りにされてきた。

１００％完全な男も女もいない

おそらく、ふだん自分が「男である」、あるいは「女である」とあまり疑いを持たず暮らしている方がほとんどだろう。「少し考え方が女々しいかな」「私は男まさりの性格」などと分析することはあっても、自分の性別を否定するほどの決定的要素ではないはずだ。

では、みなさんは、何をもって男とし、女とするのだろう?

子どもなら即座にこう答えるかもしれない。

「決まってるよ! オチンチンのついているのが男、ついていないのが女だよ」

まことに単純明快な回答だが、これだけでは正解とは言いがたい。早い話、**外見だけでは判別しにくい。**生まれた直後に、性器の見た目だけの性別判定が、必ずしも正しくないことがたくさんあるからだ。

たとえば、かつてオリンピックをはじめとする国際競技では、女としてエントリーした選手が男だったというケースを見つけるため「セックス・チェック」が存在した。しかも女子選手だけが受けていた。今になって振り返れば差別的だが、睾丸はあったけれど、**胎生期に性器が完全に男性化しない「男性半陰陽」**で、女子と判定されてしまった選手が存在していたのは事実である。

かなり昔、１９３２年と１９３６年のオリンピックに陸上選手として出場し、金、銀メダルをいくつか手にした女性のメダリスト、ステラ・ウォルシュさんは、殺害され、死体解剖した際、睾丸が発見されたと報道された。

このように、**生まれる前に外性器の性分化が、しっかり女性型を男性型に創り変えきれない男性半陰陽**は、医師のいないローカルな地域では、お産婆さんが生まれたばかりの赤ちゃんの外性器をぱっと見て「オチンチンがない」と、その子を女と判定してしまったのだ。もちろん、本人はそのまま女として生きていく。しかし、成長して思春期になると、不完全ながらも持っている睾丸から男性ホルモン＝テストステロンが分泌されるので、体力は平均女性より高く、運動能力にも優れて、スポーツ選手として頭角を現すようになる方が出てくる。

実は、セックス・チェックは１９６４年の東京オリンピックにはなかったのだ。けれども、「どうも疑わしい女性選手がいる」と、当時私は相談を受け、診断した経験がある。すると**副腎から過剰に男性ホルモンが分泌される「副腎性器症候群」**であることが判明した。

その後、1968年メキシコシティ大会からセックス・チェックは導入され、1972年の冬季オリンピック札幌大会で私はセックス・チェックの責任者として携わり、男性半陰陽のケースを1例発見することになった。

セックス・チェックは、口の中の粘膜を採取して性染色体を調べる。XYなら男、XXなら女だが、女性選手なのにY染色体が存在し、詳細な検査で睾丸の存在がわかった。「今日の練習で転倒して怪我を負ったことにして、試合には出ないように」と、辛い宣告をしたことは今でも忘れられない。

男女の性の判定をめぐって間違いが起きるのは、出生時の性別判断のいい加減さ。それによって人生を狂わされる程の悲劇が起きてしまったケースは少なくない。スポーツにおける公平性とアスリートの性的アイデンティティの問題には様々な議論が今も続いている。

性を決めるのは性器か？性ホルモンか？

かつて国際的なスポーツ大会で行われていたセックス・チェックの話を続ける。

なぜ女子選手のみが対象だったのか。スポーツは、技もさることながら、力の象徴的表現であると言えるだろう。

その力の根源は、体格と筋力。その点、男性ホルモン＝テストステロンは、骨格や筋肉の発達を強力に推し進め、体格と筋力を強化する。さらにテストステロンは攻撃的、積極的な性格とも関係しているため、その分泌源である**睾丸を持っているといないとでは、スポーツ能力に差が出てくるのは当然。**

そこで睾丸のない女子は、ルール上、男子とは別のグループで成績を競い合っていた。だが、まちがって女子選手のなかに睾丸のあるものが参加すると公平性さを欠くため、女子選手のみにセックス・チェックが行われていた訳だ。

そのため、男子として登録している場合には、この種の問題はない。もし卵巣しかなく、性器が男性的と誤認された選手がいた場合でも、スポーツ大会においてはむしろ立派な睾丸を持つ正常男子にくらべ、マイナスの要素にしかならない。

男性半陰陽の事例が時々報告されたことが契機となり、オリンピックをはじめとする国際スポーツ大会ではセックス・チェックが行われ、1大会で2〜3人程、疑わしい選手が発見され、競技前に怪我をしたなどの理由で出場を見合わせる対応がなされていた。

このような純医学的なオリンピック委員会の発想に対し、比較的先進国参加の多い国際陸連グループから、女性選手のセックス・チェックは人権問題であると強い提起がおきた。まさに、医学か人権かの間に大きなぶれが生じ、セックス・チェック中止を巡ってローザンヌ本部で医学関係者の検討会議が開かれ、私も参加してその重要性を力説した思い出がある。

本人に罪の無い自然な形でのドーピングをどう解釈するか。女性の人権問題もからんで社会的な大議論となった。その折はもう少し続けるとの結論が出されたが、女性側からの人権主義的意見が強くなり、**2012年のロンドン・オリンピックから取り止めになった。**

今からわずか10年程前の出来事だ。

世界的にみて、オリンピック参加国の医療状況から言えば、出生時の男性半陰陽で性判定が女性とされる可能性のある国も未だ少なからずあり、当然女子として参加してメダルを手にするケースはある。このように、男女性別の医学的問題は、ぎりぎりの分岐点の所では極めて複雑だ。

ただし、男子選手でも、さらに筋肉を増やしたいと、男性ホルモンの一種であるタンパク同化ホルモンを飲んでいる選手が時々現れる。筋肉の成長を促すためだ。それを探すために、尿中の化学物質の検査など、超厳密な**ドーピングチェックは男女問わず実施されている。男性ホルモンは、まさに「ポパイのほうれん草」のような意味を持っているのだ。**

外性器の性分化の際、十分にテストステロンを分泌するほどの力がなかった睾丸であっても、誤解を恐れずに言えば「腐っても鯛」なのだ。それは思春期になれば、曲りなりにもテストステロンを分泌するようになる。そのテストステロンのタンパク同化作用と積極的な性格形成作用で、正常女子より、筋肉、骨格の発達した活動的な「女子」に成長する。

小さいなりに睾丸の威力を発揮して、無自覚ながらも長期的にドーピングされた「女子選手」が自然に出来上がってしまうのだ。

性別を分けるものとは？

私たちが一言で「男」とか「女」とか言い表しているが、それぞれの性別をつくりあげているのは、述べてきたように単純ではない。性器をはじめとする肉体的な要素のほかに、その機能における男女差、さらには精神面、行動面における違いもある。これらの**性別をつくりあげるさまざまな要素が、縦横に織りなされて築かれる立体像が、男であり、女なのだ。**あくまでも泌尿器科医の立場で、**スポーツ競技で男女を分けるなら、性器ではなく性ホルモン値。**運動能力への影響力を一番に考慮すべきだと思っている。性の多様性とスポーツ競技をみなさんはどうお考えになるだろうか。

この本では、これらの男女差をもたらすそれぞれの要素が、どのようなプロセスで一個の人間のなかに組み込まれ、「性分化」という現象が起こるのかを見ていく。

「性分化」とは、男女の性別が分かれる過程を指す。本書では男が、女をもとにしてつくられる一大ドラマを、次の三つの柱を中心に考えていきたい。

- **性器の形態はどのように分かれるか**
- **性の機能はどのように分かれるか**
- **男性としての行動や役割は、女性のそれとはどのように分かれるか**

性とは生きることであり、そのためには生存と生活の2つの因子がある。命をつなぐのは女性の役割。生きていくための日々の生活を支えるのが男の役割。そこには行動力が求められる。これは生き物の男女の性別の基本であると理解して、この本を読んでいただきたい。

はじまりはイヴ 男は女から創られる

「男はどうして、あんなことをするのだろう」「女とは得体の知れない存在だ」――折に触れ、私たちはこんな気持ちにとらわれる。互いに憧れ、求めあいながらも、一方で理解しがたい存在と思いつつ暮らしているのが男と女とも言えるのではないだろうか。

かなり古い歌の文句を借りれば、大正から昭和にかけて活躍した作家で俳人の久保田万太郎氏が「春雨や川を隔てて男女かな」と詠んでいる。ご存知の方は恐らくいないだろうが、美しい響きだ。しかし、今の私は「春雨が川を隔てきれない男女かな」と考えている。男女はつながっている。女と男をつなげているのは「テストステロン」だと確信しているが、それについては追って話していく。

ところで、私たちはなぜ、男と女の二つに分けられて生きていかなければいけないのか――これは有史以来の生き物・人間の最大のテーマであったとも言える。しかし、互いに異性の秘密を求めて、古今東西、無数の文学・芸術が栄え、またどれほど学問研究が発展してきたかは、あらためて説明するまでもない。

男と女がどのようにしてこの世に生を受けたのか、そのルーツを求めて数々の神話も生まれた。**最も知られていて、人類の歴史に影響を残している男女誕生物語は、聖書の「アダムとイヴ」。**

神さまは、まず天地を分けて、地上に男・アダムを創った。そして、そのアダムの肋骨の一本をとって、女・イヴを創り、お互い助けあって生きるように命じた。ところが、アダムとイヴが禁断の木の実を食べてしまい性に目ざめたことで、相対立するものとして意識するようになる。そこから男女の葛藤や睦みあいも始まった。男と女は、ときにきわめて近くもあり、ときに遠くにもなる不可思議な関係になってしまった。

聖書は、男女関係をそんなふうに説明している。

まず男・アダムが創られ、その肋骨で女・イヴが創られた——もちろんこれは神話であっ

て、生物学的にはなんら根拠はない。

私たちが男と女の2つの性に分かれて生まれてくる、その秘密はどこにあるのか。この男女誕生物語を医学の立場から解き明かすことがこの本の狙いのひとつ。結論から申し上げると、**人間の基本型は女。男は女を改造してつくられた。ことの真相は、聖書のアダムとイヴの物語とは真逆である。**

私たちは誰でも母親の体内に宿った当初は、男女どちらにでも発達できる可能性をもっている。そして、**自然の成り行きにまかせて発達すると女になり、男として生まれるには、大がかりな改造作業が必要となる。女は自然型、男は改造型。**この仕組みは、他の哺乳類動物のオスとメスの場合も同じだ。

人間の胎児の原型は女型で、Y染色体でできた自らの小さい睾丸からのテストステロンシャワーを浴びて、男に創り変えられていく。

性は単純に2つに分けられない

男と女に分かれる『性分化』は、原型の女から男につくり変えると説明した。その工程は繊細かつ、何段階もある。全体としてどちらの比重が大きいか、つまり「つくり変えられ具合」を、総合的な判断で男女の別が生じてくるのだが、１００％男として１００％女として成熟するほうが実は稀だ。**２つの性はつながっている。グラデーションがありニュアンスが含まれているほうが自然**である。

けれども、『アダムとイヴの科学』の初版が出版された40年前は、性は男女で２つに分けられるものと一般的に考えられていた。性の多様性が認知されるようになってきたのはごく最近のことだ。

第2章で詳しく説明するが、たとえば、胎児期の女性形の原型からテストステロンシャワーを浴びて男性に改造する機序では、内性器の起源となるウォルフ管が発達すると精のうになり、膣になるミューラー管は退化して消失すると言われていた。しかし、私の教え子の古屋亮兒先生の調査で、**健常男性の16%にミューラー管、簡単にいうと膣の残基が存在していたことがわかった。**普通に男性として生活している人でも、本人も知らないところに女性の部分が残っていたのだ。

また、かつて私のもとにヘルニアの疑いで訪れた女性を診断した際、鼠蹊部に未発達の睾丸が見つかったこともあった。そこからテストステロンが分泌されていたが、レセプター（ホルモンを受け取って細胞に働きかけるキャッチャーのような役割）が機能していなかった症例だ。他にもY染色体がなくてもX染色体の上にY遺伝子がのっかっていて睾丸を持っていたケースもある（72ページ参照）。**性器、染色体、性ホルモン、レセプター、脳の性分化などさまざまな観点で性は構成されている。**

これらの男女差をもたらすそれぞれの要素が、どのようなプロセスで一個の人間のなかに組み込まれ「性分化」という現象が起こるのかを考えていきたい。

性分化の主役はテストステロン！

「性分化」のドラマの進行上のキーポイントは、性別をつくりあげる「男性用」と「女性用」の2種類の**「キメ手」**が、あらかじめ別々に用意されていて、二者択一で選ばれた結果だ。その後、男と女をつくりあげる何段階もの要素があり、それぞれの段階で、男になるか女になるかの選択が行われ、それが積み重なって一個の人間ができあがる。

その結果、全体としてどちらの比重が大きいかで、総合的にみて男女の別が生じる。しかも、各段階での性の要素は女が基本であり、そこに**「創造の力」**が加わることで、男はつくりあげられる。その「力」の作用は、たとえば、紙を裏返してぱっと女を男に変えるような早業ではない。

基本になる女性型を赤のベースとして、男性化改造作業が加えられると青をプラスしていくと考えていただきたい。男性化作用が弱ければ原型の赤地が多く残され、男性化の青

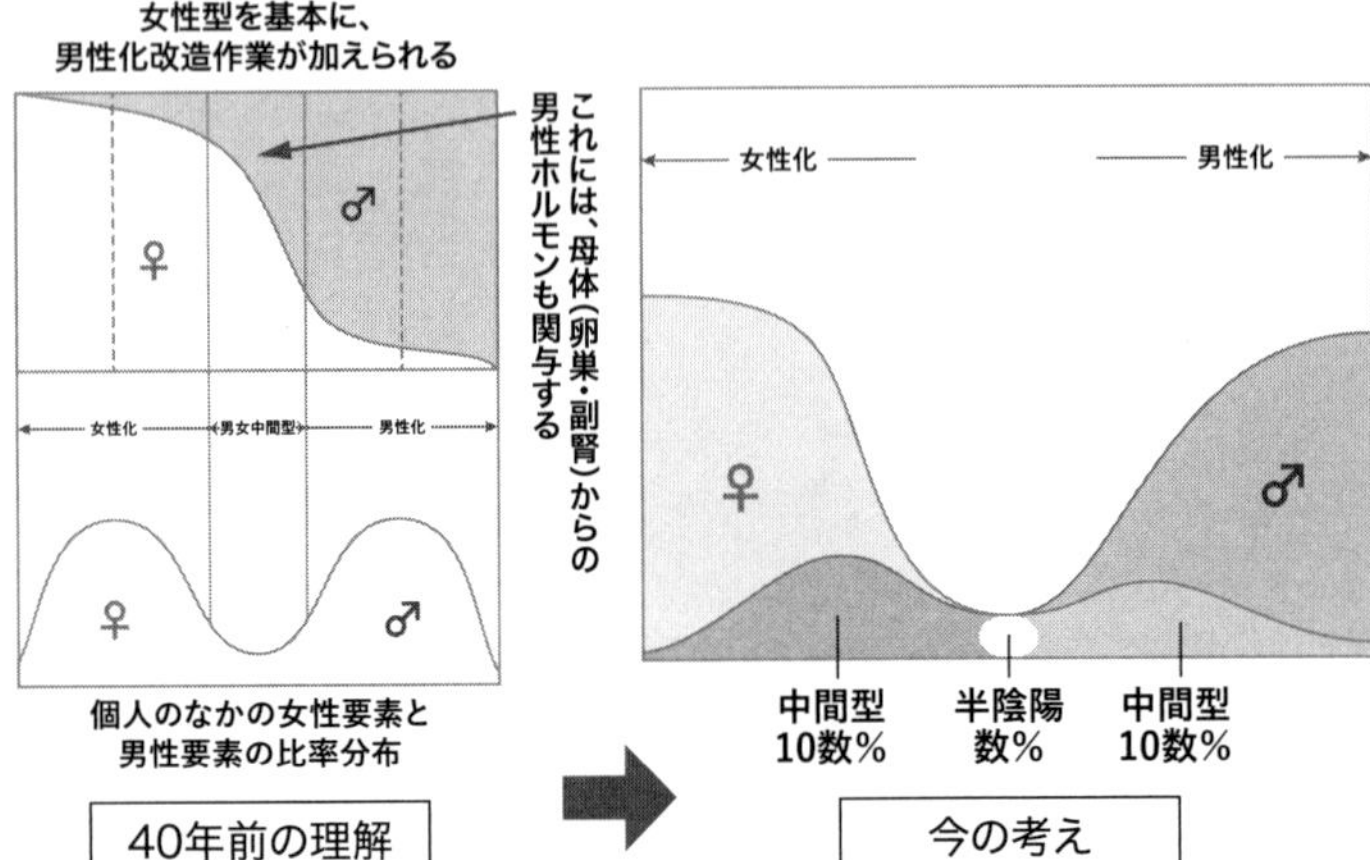

が強くなってくると紫になり、もっと男性への改造が進められていると真っ青になる。私たちはみんないずれも赤地と青がプラスされた部分を併せ持っているので、いくぶん紫がかったニュアンスが含まれていることに注目してほしい。真っ赤、真っ青というほうがレアケースである。

図は、個人のなかの女性要素と男性要素の比率をもとに、その分布の程度を表した。谷間ができているのは男女の要素の比率が半分半分の、いわば性別が判定しにくい中間型。図からわかるように、男と女は一線を画して相対峙するわけではない。個々の女性と男性要素の比率は異なり、男女の分布比率が半分半分の双子山で、いわば性別が判定しにくい中間型は少ないと、40年前の私は考えていた。

しかし、今は半陰陽と呼ばれるケースがごく数パーセントで、**男性でありながら女性の要素が残っている人、女性でありながら男性化の要素がある人が、それぞれ十数パーセントは存在している。さらに、3分の2は男、3分の1は女、5分の3は男、5分の2は女など、谷はなく丘から山につながっている。みんなちがってあたりまえなのである。**

「キメ手」は性染色体で、「創造の力」は紛れもなくテストステロン。つまり、男と女は一線を画して相対峙する存在ではない。少なくとも医学的に両者の間に「深くて暗い川」はなく、社会的あるいは便宜的に、その中間部に境界線がひかれてしまったにすぎない。

先ほども言ったように、性別を形づくる要素からみれば、１００パーセント完全と言える女性と男性の存在のほうがレア。子供をもうけた男女をよくよく調べてみると、それぞれに反体性の要素が体や脳に見つけられる。原型の女性型をどこまで男に改造されたかは個々で異なるのだ。

心理学者のユングによれば、人間の深層心理を分析すると、男には女性性＝マニアが、女には男性性＝アニムスがあって、これらが無意識のうちに顔をのぞかせるそうである。これも、男と女がまったく異質の切り離された存在ではないことを物語っている。

完全に男女に分かれていない、複雑に交差する性について、謎が深いほど、私は医学の立場から解き明かしていきたいと考え、研究に没頭するようになっていった。

第2章

男性への出発

性のかたちはどう造られるのか？

男女の区別は、子どもが答えるように「おちんちんがついているか、いないか」という単純なものではないことは前述した通り。少しでも遺伝子の知識を持っている方なら、**「X染色体しか持っていないのが女、Y染色体を持っているのは男」**と答えるかもしれない。これも間違ってはいないが、試験の答案ならようやく60点。**一般的にはXXが女、XYが男**とされているが、「XX男性」や「XY女性」が存在し、少ないながらも現実に生を営んでいる。そのほか、さまざまな染色体の組み合わせの人もいるのだ。

ここでX染色体とY染色体についての知識を整理しておこう。

我々の体をつくっている細胞には46本の染色体がある。この46本、少しずつ形や大きさが違うのだが、細胞をよく調べてみると似たもの同士のものが2本ずつ、合計で23組のペアをつくっている。これを父母の両方からワンセットずつもらうので×2で、46本になる。

減数分裂と受精のパターン

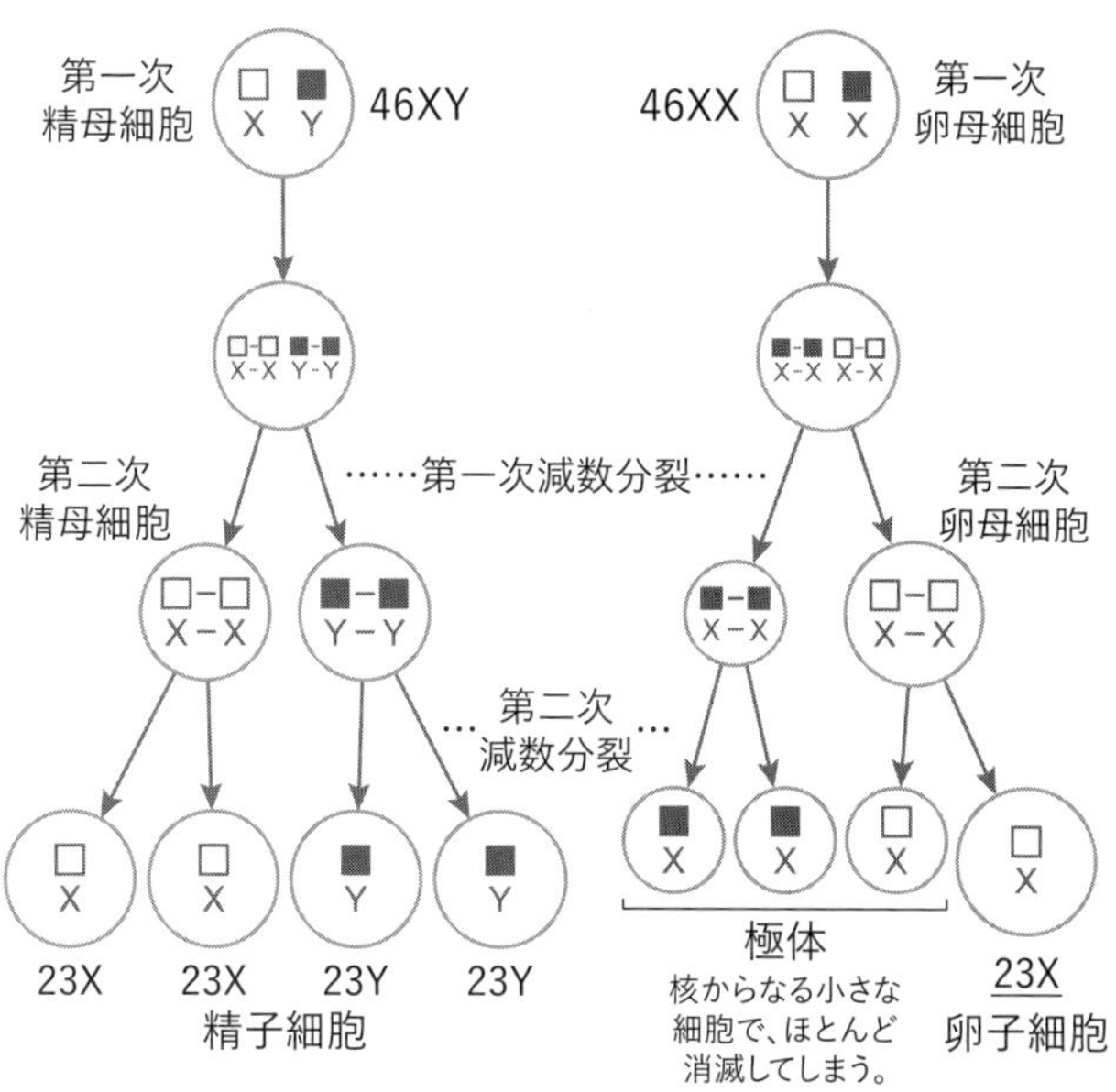

（□と■は常染色体を示し、□は母方から、■は父方から
もらったもの。23Xとは常染色体22プラスX染色体1を示す。）

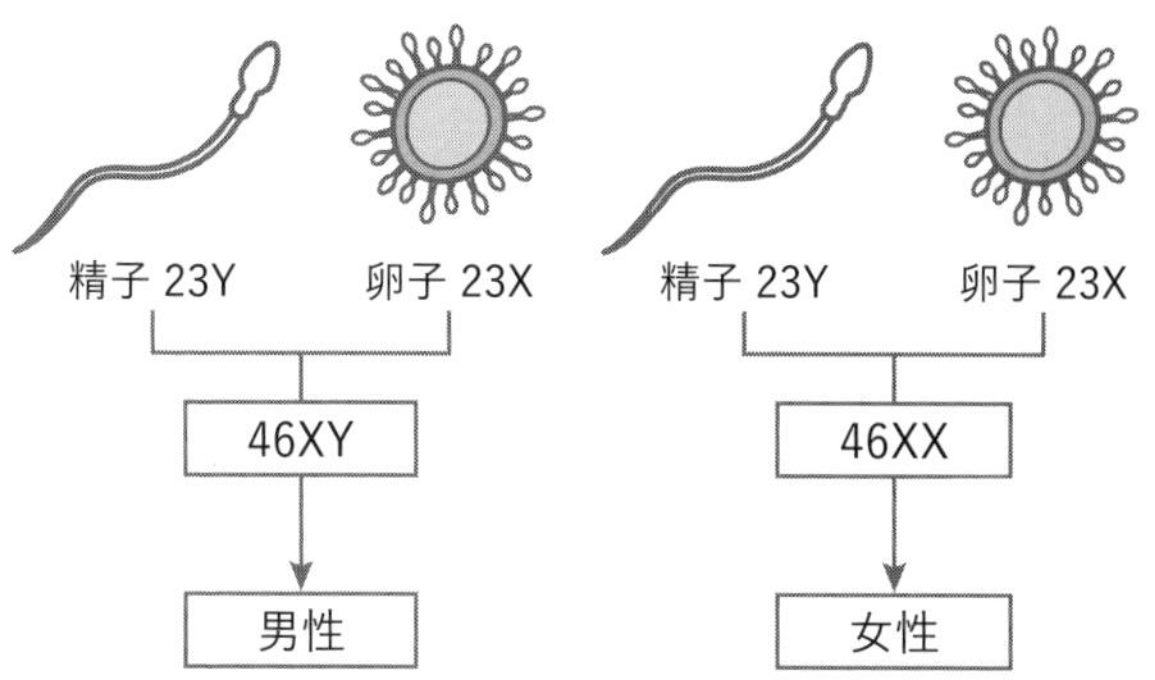

男性の染色体は23組のうち22組までは似た物同士がペアを組んでいるが、残りの1組だけが大小ふぞろい。このふぞろいペアのうち**大きいほうがX染色体、小さいほうがY染色体。**女性の染色体は全部がX染色体2本ペアになっている。

これらXやYの染色体の上には、男女の性を分ける遺伝子がのっかっているので「性染色体」として他の「常染色体」と区別されている。

・男は22組の常染色体とXとY
・女は22組の常染色体とXとX
性染色体だけに話を限れば男はXY型、女はXX型という構成になる。

このような違いがでてくる理由は、普通、体の細胞が分裂するときは、46本の染色体の1本1本が2つに分かれて、新しく2つの細胞をつくる。新しい細胞は、もとの細胞と同じ46本の染色体を持っている。ところが、**卵子や精子になる細胞は、卵巣や睾丸の中で特殊な「減数分裂」をして、ワンセット23本の基本型に戻る。**

その結果、卵子のほうは新しい細胞にＸ染色体が一本ずつ配分されるが、精子のほうは、一方の細胞にはＸ、もう一方にはＹが配分される。そして、卵子がＸを持った精子と合体すればＸＸ型、Ｙを持った精子と合体すればＸＹ型になる。**ＸＸ型は卵巣を、ＸＹ型は睾丸をつくりだす。**卵巣や睾丸のことは医学的には「性腺（せいせん）」と呼ぶ。これが女と男のちがいを具体的な形で示す、はじめての器官となる。

Ｙ染色体がなくても睾丸ができる

ところがこれですべての説明が終わらないのが、ややこしいところ。

染色体の構成はＸＸ型でありながら、睾丸を持って生まれてくる「男性」がときどきいるからだ。最近の研究では、**Ｙ染色体がなくても、その上に載っている「ＨＹ抗原」と呼ばれる遺伝子さえあれば、睾丸ができる**ことが明らかになっている。

男性の染色体が分裂するときに、ＸＹのペアが一度接近し、次に分かれる段階で一部が絡み合うのだが、その際に、Ｙ染色体の遺伝子がＸ染色体や他の遺伝子の上に飛び乗ってしまうハプニングが発生すると、一見Ｘ染色体のように見えても、その上に睾丸をつくるのに必要なＨＹ抗原が乗っかっている特殊な染色体ができあがる。Ｘ染色体 feat. Ｙという感じだろうか？

これを仮にＸ'とあらわす。それが卵子と受精するとＸＸ'の子どもができるが、事実上はＹ染色体があるのと同じような結果になって、睾丸ができてくるはずだ。

実際、**染色体の構成がＸＸなのに、正真正銘の睾丸ができている人の存在が証明されている。** 前述したように、ＨＹ抗原はＸ染色体の上だけでなく、他の常染色体の上にも飛び乗っている可能性があり、**ＨＹ抗原こそが睾丸をつくる、まさに「男の本質」だと言える。**

もう一つ性染色体の話のついでに、男女の産み分けに触れておく。産まれてくる子どもの男女性別を決める二種類の精子は、卵子によってどのように選択されるのだろうか。詳しいメカニズムはよくわかっていないものの、いろいろな医学的研究から、Ｘ染色体を持つX精子と、Y染色体を持つY精子の形態や性質の違いが、ある程度明らかにされ、その差が赤ちゃんの性決定の秘密になっている。

性染色体の大きさを見ると、**Y染色体はX染色体の3ないし4分の1と小さい。**これを反映して、精子の大きさもY精子のほうが小さい。けれど、運動性はやや活発。しかし、ややひ弱で、酸に弱く死にやすいという特徴を持つ。

この性質を利用して、X精子とY精子を選別する試みは行われているが、思ったほど簡単ではない。たとえば、人工授精では男子出生率が高いとか、排卵日射精や、女性がオルガズムに達して、膣内酸度がアルカリ性に傾いた時に射精したケースに男子ができやすいとも言われている。この知識を利用して、男女産み分けなどと称して、膣内をアルカリ化するゼリーなどもある。いろいろな条件の重なりの上での卵子と精子の出会いなので、成功率のほどはわかりかねるが、アイデアとしては間違っていないと考える。

染色体の異常からわかったこと

ＨＹ抗原によるＸＸ型の男を例外とすれば、**男はＸＹ型、女はＸＸ型の性染色体を持っている**ことになる。それなら、ＸＹ型になりさえすれば、後はすんなり男として生まれてくるのかというと、そうではない。実に、その先が大変なのだ。

受精した卵子は、その後、順調に進めば、単純な細胞の集まりから、よりヒトらしい形へと成長していく。そのプロセスのなかで、将来、卵巣や睾丸になる性腺のモト（原基）になる器官ができあがっていくが、最初のうちは、男女とも同じモトを持っている。**Ｘ染色体は、性腺のモトを卵巣へ、Ｙ染色体は睾丸へつくり変える役割を果たす。そしてこれらの性腺から分泌されるさまざまな性ホルモンが、性器をはじめとする男女の特徴をつくっていく。**

「それなら、ＸＹ型の性染色体を持っている男は、男女の中間の形になるべきなのに、なぜちゃんとした男として生まれてくるのだろう？」

こういう疑問を抱く方がいるかもしれない。それはもっともかつ大切な疑問で、私は**女**

が自然型で、男はその自然型の女を土台にしてつくりかえられたもの、と前述した。そのことはＸＸとＸＹの染色体についても当てはまる。**Ｘ染色体がいくつ集まっても、出来上がる性腺は卵巣にしかならないが、そこにＹ染色体が１本加わるだけで、性腺は睾丸になるように誘導される。**

つまり、**Ｘ染色体は性腺のモトが、素直に卵巣に発達するように働きかけるのに対し、Ｙ染色体はそれに手を加えて積極的に睾丸をつくっていき、**そこでは、Ｘ染色体の働きは、Ｙ染色体の大仕事の陰に隠され目立たない。

性染色体の働きは、性腺をつくる作用が主である。もちろん、性染色体の上には、性腺が発達する方向を決める遺伝子のほかにも、いろいろな大切な遺伝子がのっている。しかし、生命そのものに直接関係する臓器の発生には、常染色体ほど重要な意味はない。そのため、**性染色体構成に異常があっても、それは性腺の発達に種々の異常を発生させるだけで、生命の維持に支障をきたすような力はない。**

性染色体の異常を考える場合、ＸやＹのさまざまな組み合わせを予測することができる。

この世には、まさかと思うような性染色体の構成を持っている人が存在する。ただし、YY型は理論上、受精後の分裂異常でできる可能性はありえるが、仮にYY型になったとしてもY染色体は図体が小さく、生存に必要な遺伝子を乗せておくことができないため、生命は完成されることなく自然流産してしまう。前述したように、性染色体は、男女の性別を方向付ける遺伝子以外にも、生命を形づくる上で必要な遺伝子もいくらかは乗っている。X染色体を欠くと、生命を完成し維持することが難しくなる。

それではX染色体が1本だけ、つまりX0（ゼロ）という型はどうなるだろう？

このケースだと、他の常染色体に大きな異常がなければ、胎児は他所の先天異常が伴うことはあっても、なんとかその一部は出生してくる。そのような例では、外性器の形態は女性型だが、卵巣はつくられない。**「ターナー症候群」と呼ばれ、卵巣がないため女性ホルモンが分泌されず、思春期になっても月経がなく、乳房も発達しない。**またX染色体が1本しかないので、身長が低く、心臓や血管などの奇形が伴うこともある。

このような**X0型の人は女子人口の3000人に1人ぐらいの割合。**とくに、思春期になっても月経が訪れず、乳房の発達はない「原発性無月経」の人のなかには、その４分の１の人にＸ０型か、それに近い性染色体異常が見られる。また身長が著しく低い人のなかにも高い頻度で発見されている。なお、もう一つの可能性のＹ０型は、ＹＹでも生きられないのだから、生きて誕生することが困難である。**Ｙはいかんせん小さくて弱いのが特徴**だ。

性染色体組み合わせの異常例をもう少し紹介しておこう。

例えばＸＸＸとＸを３つも持っている人も女子の１０００人に１人ぐらいの割合にみられる。Ｘが多いからといって、別にスーパー女性という訳ではない。生物学に実験によく使うショウジョウバエでは、体も大きく〝超メス〟と呼ばれているが、人間ではそのようなことはない。また、人によっては**Ｘを４つも５つも持っている人もいるが、ほとんどはＸＸの女性と変わらない。**

次に、ＸＹにＸがひとつ多いＸＸＹを紹介する。これは男子５００人に１人ぐらいの割合に見られ、かなり頻度が高い。このような**XYの型に、さらにXが加わったものを、医学的には「クラインフェルター症候群」**と呼んでいる。まれにはXが3つ、あるいは5つもある人さえもいるが、これらの場合も、**Xの多い分だけで生物学的に女らしくなっているわけではない。**

ただし、**たくさんのXで抑えられているため、Yは多勢に無勢で、睾丸の発達が不十分となり、その機能発達が妨げられてしまう。**外性器は男性型で生まれてくるものの、思春期後に睾丸から分泌される男性ホルモンの量が低い。そのため男女性ホルモンのバランスが女性型に傾いて、女子のように乳房が発達することがある。

また、このような性染色体異常があると、睾丸の精子をつくる能力はほとんど発達せず、不妊症になる。すなわち、精子のまったくない無精子症となっている5人に1人がこのタイプである。

なお、Xが多くてもYさえあれば性の形態にさほど異常はなく、男として生まれてくるが、知的障害症例が多いことも記しておく。知的障害者施設で検査すると、Xの多い人の頻度が、一般の人口の約10倍にもなると報告がある（もちろん、XXY型でも知的職業についている人もいる）。常染色体のうち、いちばん小さい21番目の染色体が１つ多い「ダウン症候群」にも知的障害が多くみられ、その点では、両者はよく似ている。

すでに説明してきたように、**染色体が卵子と精子に半分に分かれて入り、受精でまた合体して、再び分裂していく。この一連の過程でかなりの手違いが生じてしまうのは、致し方ないこと。**その微妙な自然の生物発生の過程を、無事にかつ着実に歩んでこられたもののみが、晴れて生を得ることができる。

生まれることは、神秘的なこと。たとえ、染色体異常として生まれても、そのハンディキャップを乗り越えて神から与えられた強い〝生〟を生きられるよう、現代の医学は手を貸さねばならないと考える。私自身もそのように最善の努力をしているつもりだ。

とにかく、**子を産むということは神秘微妙な神の業と言えると感じている。**

性の形態はHY抗原かY染色体で男型に誘導される

男女の性の方向の「キメ手」は、性染色体であると説明してきた。**性染色体は性腺をどちらかに分化させる誘導を行う係。そして私たちの性の形態＝男女の別ができるのは性腺が何になるか、つまり睾丸になるか卵巣になるかによって決まる。**性の基本はあくまでも性腺。

たとえば、前述したＸＸという性染色体の組み合わせでも、ＨＹ抗原の作用で睾丸ができれば、形態上はまったく異常のない男子としてできあがる。

また、睾丸があっても、外見上の性器の形が女性型になってしまう例もある。それは医学的には、睾丸があるため男と判定される。また睾丸が隠れていて性器が女性型にしかみえず女と判定される場合もあり、医学的な性判定が、役所に届出された性別と違っていることはありえる。

ところで、**性別の基本である性腺の芽は「性腺原基」と呼ばれている。「モト」と紹介してきた。**妊娠に2カ月ぐらいまでは性染色体構成が何であれ、すべての胎児にまったく同じ形で備えられている。つまり、この段階では、生まれてくる赤ちゃんは、男女どちらにもなれる可能性をもっている。背中の左右の肋骨（ろっこつ）の下あたり、ちょうど腎の上部の副腎のあるあたりに性腺原基がある。卵のように黄身にあたる髄質と、白身にあたる皮質からできている。

そして胎児が親からＹ染色体をもらっていると、胎生8週目ごろ、黄身にあたる髄質が発達してくる。たとえ**Ｙ染色体がなくても、睾丸の発生をうながす遺伝子ＨＹ抗原が、他の染色体に乗っかっているときにも、睾丸をつくるように誘導する**のは前述した。また、ＸＸＹなどのようにＸがいくつ多くなっていても、さらにＸが４つも５つもあってさえも、**Ｙがありさえすれば睾丸へのつくりかえが始まる。**

睾丸という名の「城」

さて、性腺原基の睾丸になるべき髄質を刺激し、発達させるY染色体の誘導力が働かないと、白身にあたる皮質部のほうが発達して、卵巣をつくる。そして、大事な点は、**性腺が発生するには、最低、性染色体が2つ必要なことは、これまで説明してきた。まず、ひとつのX染色体が土台をつくる。**その上に立つ性腺という家は、もうひとつのXやYの働きによって建築される。土台用のXがひとつしかないX0型では、土台はできてもその上に卵巣も睾丸も建築できない。またY0の場合は土台すらないので、生まれてくることは叶わない。

以上の知識から**卵巣ができるためには、Yがなく、しかもXが2つ以上あることが条件になる。睾丸ができるには、Yだけではだめで土台となるXを1つ併せ持つことが必須条件**だ。

このようにXやYの性染色体に導かれて性腺の発生が完了する胎生10週ごろに、胎児の

女は「自然の森」、男は「創造の城」

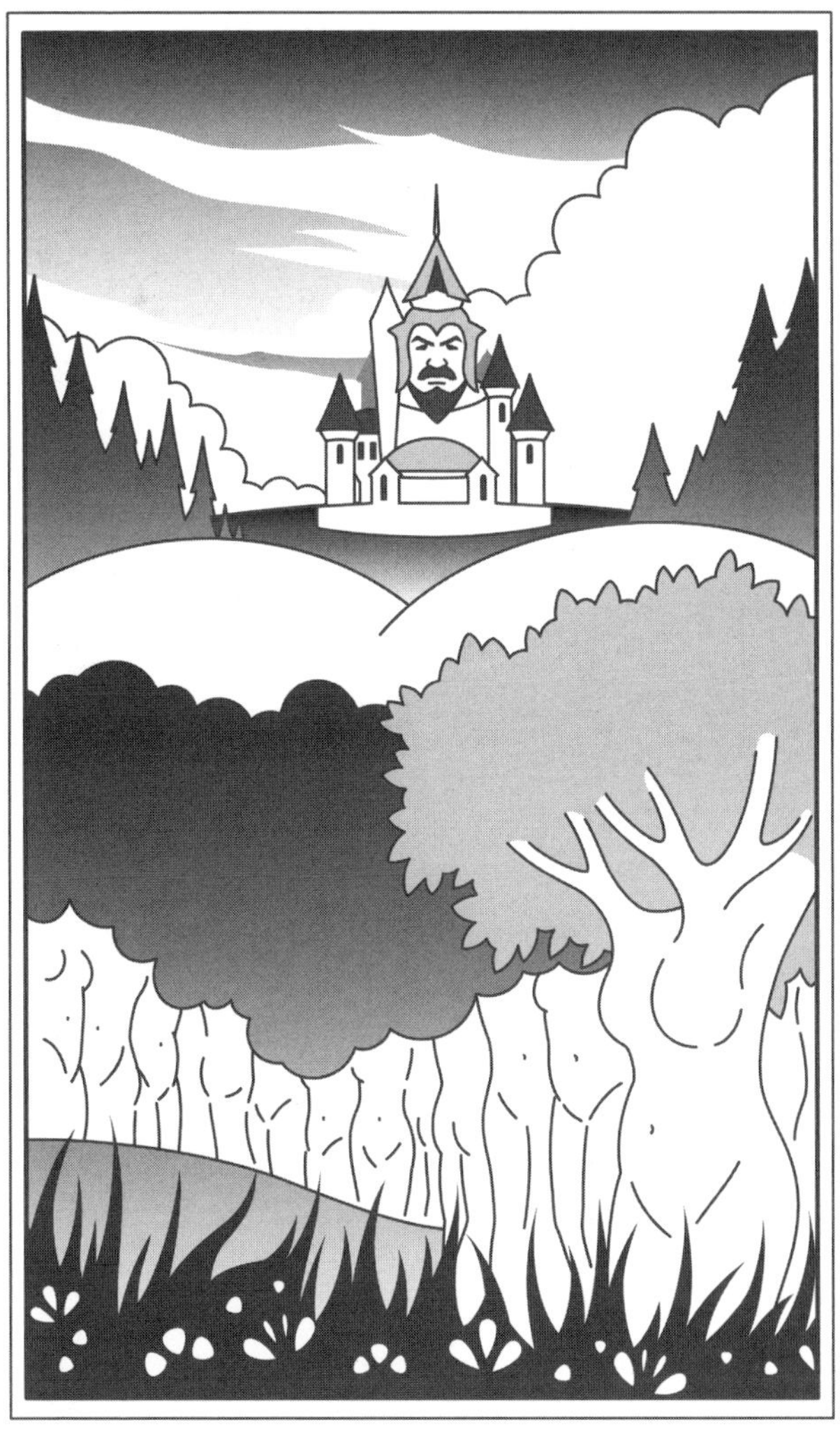

性の形態の方向が決まる。

この性腺原基の髄質と皮質の関係をわかりやすくまとめると、次のようになる。

土台づくりのXがあって、そこに「創造の匠」ともいうべきY染色体の誘導力があれば、睾丸という城ができあがり、Y染色体がなければ、その土台の上には「自然派」のX染色体が働いて卵巣という自然の森を育てる。

また、Xが何人いても、創造意欲満々のYや、その力を備えているものがいて、声高に号令をかけると、XはYの方針に道をゆずり、「城＝睾丸」の建設を許すことになる。ただしXが多数そばで見ていて、環境保存や自然愛を主張してくると、何かとYにも遠慮が出て、声が小さくなり、権力が及ばず、威風堂々たるべき城が完全なものになりきれず、ハンディキャップが出てくるのは、やむを得ないこと。

逆に言えば、**Yがあれば、いかに悪い条件でも、とにかく懸命に城をつくる。**そして時にその力が及ばずに不完全な城となって、一部は未完成のまま自然の森が繁ってしまうことがある。これは、性腺のなかに睾丸（城）と卵巣（森）とが混在して発達してしまうケース。この**睾丸と卵巣が共存する場合を「卵巣睾丸」といい、その症例を「真性半陰陽」と呼ぶ。**性の基本の性腺を両者合わせもつ、本当の意味での男女両存型半陰陽である。

このような共存型には、２つある性腺のうち、一方は曲がりなりにも睾丸になっているのに、反対側が睾丸とも卵巣ともつかない混合型になっていたり、一方が卵巣、他方が混合型というのもある。また両方混合型など、多様な組み合わせが存在している。

詳細の説明ははぶくが、**性腺発生のレベルでも男になるか、ならないかという選択があり、しかもときに男になるにしても、十分に男になりきれないこともある。**

この**「男になるかならないか」「創造か自然か」の法則が、これから次々に述べる性の形態の分化の基本。**そして、男になしうる力が十分でないと混合型、言いかえれば中間型が生まれることになる。

そこで私の言う**「男性創造の力＝テストステロン」が、「自然派の女性化力」をどこまで抑えこんで男に変えるか、その興味あるかけひきのドラマが真の「アダムとイヴ」の誕**

生物語。そして完全に女のままであることも、完全に男に作り変えられることもまれであり、性は多様であると、今の私は理解している。

廃棄物利用でできあがった尿道

睾丸を城にたとえたが、城ができれば、それを守るために堀が掘られ、運河もつくられるのと同じように、睾丸で製造される精子を外に送り出すために運河、つまり性管系がつくられる。睾丸から分泌されるホルモンの働きで、睾丸につながる男性性管系、詳しく言えば、副睾丸―性管―性管膨大部―精のう腺―前立腺が発達してくる。これらを、後に登場する「外性器」に対して、「内性器」と呼ぶ。

もし睾丸＝城ができず、自然の森ができていれば、森にふさわしい小川が生まれ、谷ができる。これが女性化。この場合、**森は卵巣、自然にできる小川や谷は、女性内性器の卵管、子宮、膣**ということになる。

少し専門的に説明したい。内性器に発達する初期の性腺原基は、男女とも同じ構造。女性内性器となるミューラー管と、男性内性器になるウォルフ管とが一対になって用意されている（2つとも、これらを識別した解剖学者の名前をとってつけられた）。どちらが発達するかによって、性の分化が決められる。

はじめにウォルフ管にちなむエピソードから紹介する。題して、「男性性器のモト・ウォルフ管は尿道の廃物利用」というもの。

そもそも人間は、進化論的に言えば、先祖は海にいたと考えられている。生物はすべて、はじめは小さな細胞として海水のなかに生まれ、それが集団化して魚などの大きな個体になる。次に、さらに進化し、陸上にはい上がれるようになってきた。それが、いわゆる進化論的な人類発達史。そして、その進化のすべての過程で生物は、単細胞時代の環境であった海の水が忘れられない。体液を故郷の海水レベルに保たないと、生体内の代謝がスムーズにいかないのだ。

そこで体液を海水と同様に保つために腎臓がつくられ、体内のナトリウムやカリウムなどの物質の調整を行うようにした。また、その生物進化のプロセスで、腎臓も必要に応じてより精工なものになった。魚などの時代、海の中にいたときにくらべ、陸に上がってからは、より強力な調節力のある腎臓でなければ生きていけなくなった。体液中の物資調整が難しいなかで、強力な腎臓になるまで、長い歴史で、3段階のステップで腎臓は進化発達した。

おもしろいことに、人間の1人ひとりが生まれてくる個体発生の過程を観察すると、この億万年かかってやってきた進化論的な発達のステップである3つの腎の段階を、超特急で復習している。これを個体発生が系統発生をなぞるという。

母親の胎内にいる間に、まずウナギなどと同じで**前腎**ができ、つづいて魚が持っている**中腎**を経て、最後に私たち陸上生棲（せいせい）動物に必要な腎、すなわち**後腎**ができる。このように私たちの体の発生は、目に見えないところで、何万年何億年かけて進化した過程を復習し、生き物としての神秘を確かめながら生まれてくる。その前の中腎の段階で、尿を出すのに用いた尿管＝ウォルフ管を、神は男性用性器に廃物利用して尿をするようにデザインしたのだ。

話を戻して、内性器分化を説明しよう。次ページの図をみてほしい。睾丸からテストステロンが分泌され、ウォルフ管を発達させ、男性の内性器の副睾丸—精管—精管膨大部—精のう腺—前立腺がつくられる。同時に睾丸からは別のホルモン（ＡＭＨ）が分泌されて、女性の内性器となるミューラー管を抑え退化させてしまう。これも前述したが、実は前立腺の検査をした際に、健常男性の16％にこのミューラー管の残基が残っていることがわかっている。１００％男へつくりかえるのがいかに困難なことかがわかる。

【内性器】
男性　副睾丸—精管—精管膨大部—精のう腺—前立腺
女性　内性器の卵管—子宮—膣

もし睾丸がなく、テストステロンが出なければ、当然ウォルフ管は発達できずに消失する。またミューラー管の発達を抑えるホルモンも出ないので、そのまま発育して、卵管—子宮—膣という女性内性器がつくられる。この際、卵巣の有無は無関係で、睾丸さえなけ

内性器の性分化

前面から見た図

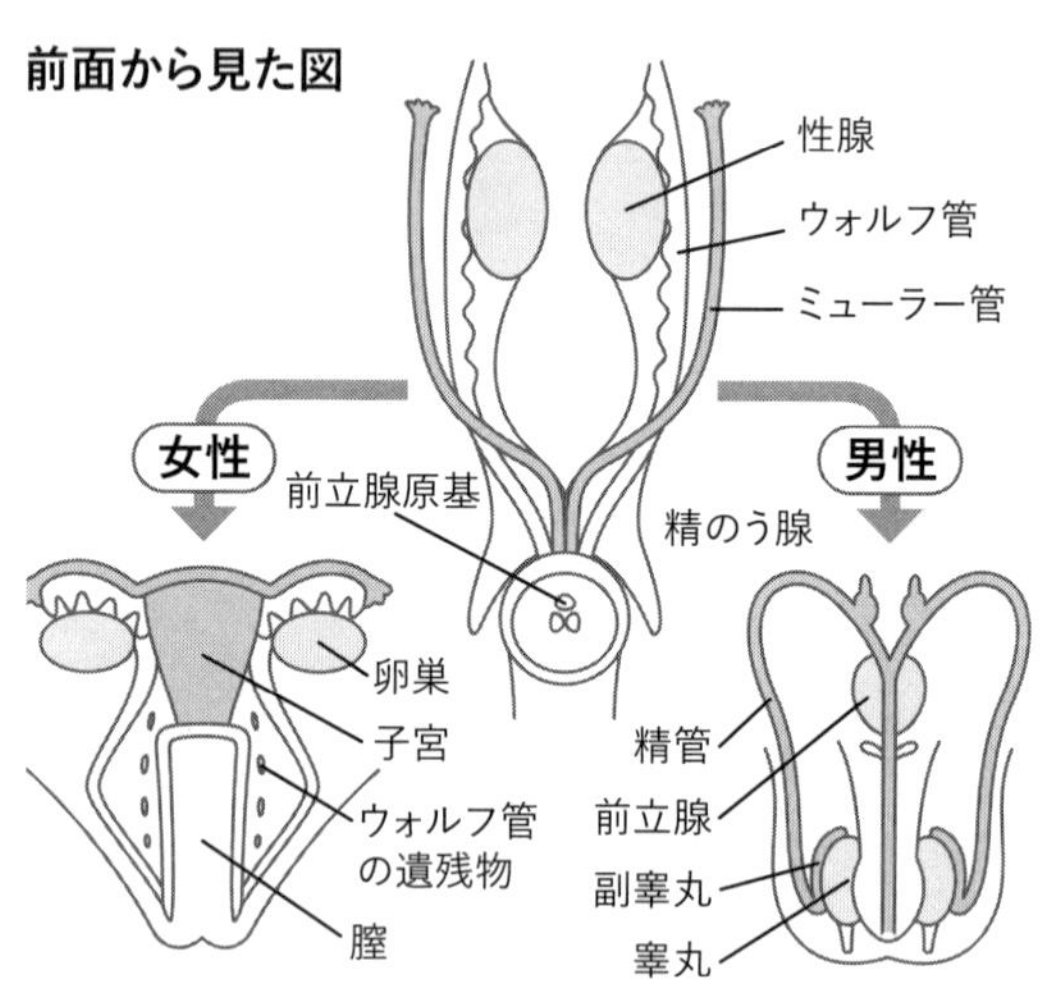

側面から見た図

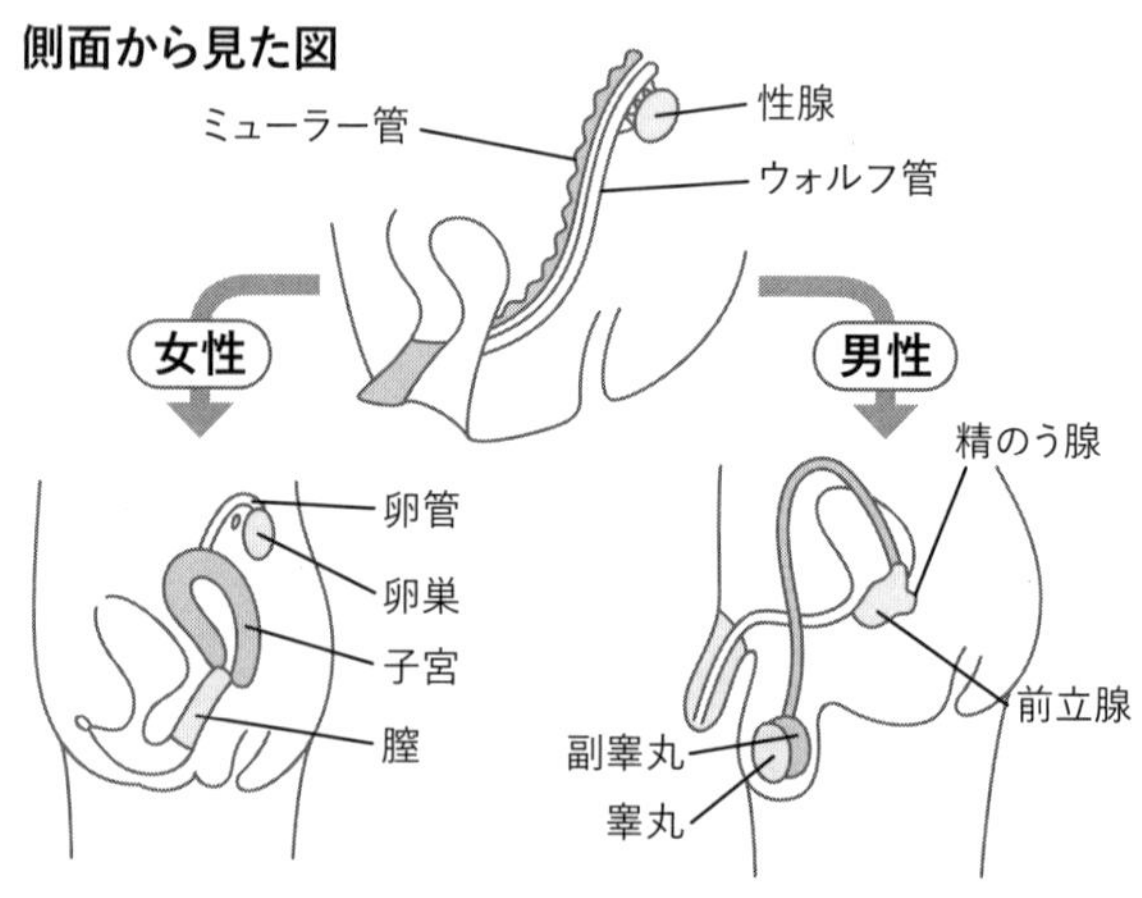

れば、ミューラー管が女性内性器として発達するのが自然の成り行きだ。卵巣から出るホルモンは、内性器を女性の方向に形づくる上では無関係なのだ。性分化機構を、神は、男性化させるか否かという、単純な形式にしていると言える。

以上のことから、先に述べた性染色体パターンがＸ０型で、性腺を形成しないターナー症候群と呼ばれる症例でも、卵巣こそできないが、内性器は正常女子とまったく同じように、ミューラー管が発達し、卵管、子宮、膣などの内性器がつくられると理解できる。要するに、女子型内性器は、睾丸から分泌される開拓創造の斧であるテストステロンがないと、自然に水が流れ小川ができるように発達してくる。

男は「創造派」、女は「自然派」ということがおわかりいただけるだろう。

ペニスはクリトリスから、陰のうは大陰唇からの大改造

内性器がつくられると、次に、その「出口」が必要になる。それが外性器だ。簡単に言うと体外に開くところである。

男性外性器はペニスと陰のうであり、ペニスの内を走る尿道に男性内性器が開口する。また、陰のうのなかには睾丸が入る。**女性外性器は膣の開口する陰裂と、それをかこむように小陰唇、大陰唇、そしてクリトリス**がある。

各生殖器の役割や働きについては説明を省略してきたが、ここで簡単に触れておこう。まず、性腺の主な役割は、精巣は精子、卵巣は卵子をつくること。それらを受精の場へ送り出すのが内性器の精管系。ただし、女性の内性器の場合は、上部の卵管は単に卵子を子宮に送る働きをするが、膣は逆に外から精子を求めて受精させ、子宮への通路としても働く。そして中にある子宮は、そこで胎児を育てる役割もするという多目的な働きを持つ。

これら内性器の目的にかなうように、男性外性器は精子を体外に送り出し、巧みに膣内へ挿入できるような放出態勢に適した形。女性外性器は、その精子を子宮内に迎え入れ、受精させるような受容態勢に適した形に、それぞれつくりあげられている。

このように、一見、働きの相反する男女の外性器を、創造の神はどのようにデザインをしているのか目を転じてみたい。

先に、男性化の斧が何も入らない自然の森には、小川が自然発生的に生まれ、その先は谷となり、大海に入ると述べた。外性器づくりも、まさにその延長で、男性化作用の加わらないときには、自然の谷と河口のまま発達し、山なみが水ぎわまで続く入り江のような形の女子型の外性器になり、そこには女性内性器の川を開口させている。

いっぽう、男性化の創造の斧が、その自然の小川の流れに加わる場合はどうなるのか。

前項で述べたように、小川は使われずに整地され、別に運河（男性内性器）がつくられ、城（睾丸）と外海とが結びつけられる。また、運河の先にある自然の谷も改造して、大工事でトンネルがつくられる。城内で鍛えた勇士たち（精子）が、大海の沖に自由に泳ぎ出して武勲をたてられるよう、勢いよく放り出す仕組みに改造されていると考えるとわかりやすい。

すなわち、谷＝陰裂をかこむシワ、小陰唇が天幕を合わせるように縫い合わされ、トンネル＝尿道が谷の終点にあたる突起＝クリトリスの先端までつくられる。しかし、そのままではそのトンネルの先から飛び出す勇士を遠く放り出せないので、遠距離弾道発射砲の長い砲身のようにクリトリスを長くのばし、ペニスとして成長させ、その先までトンネル＝尿道をつくる。その合わせ目をさらに補強するように、小陰唇の外側の大陰唇が、やはり左右に合わされて、陰のうにつくりあげられる。以上の外性器の性分化をまとめたのが次頁の図である。

長い砲身をささえるためには、砲台はどっしりしてなければならないように、陰のうもこんもり盛り上がっている。河口部に、でんと構えた丘のように、ペニスを力強くささえている。その陰のうは、後で詳しく説明するが、出生直前に下降してくる睾丸を受け入れて、生涯、睾丸の安住の地となる。

たびたび「創造の力」「男性化の斧」と表現している睾丸から分泌されるテストステロン。

外性器の性分化

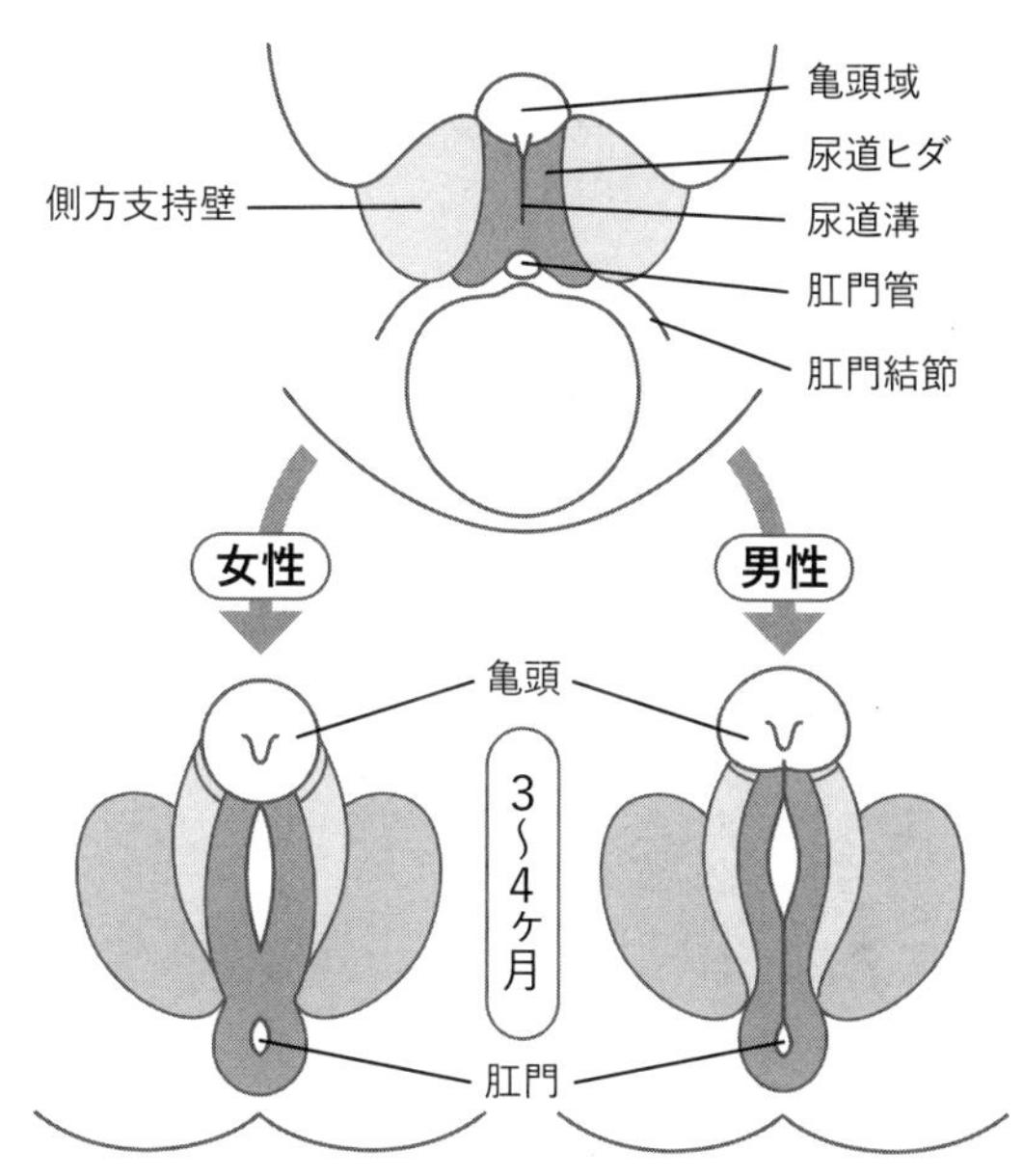
亀頭域
尿道ヒダ
側方支持壁
尿道溝
肛門管
肛門結節
女性
男性
亀頭
3〜4ケ月
肛門

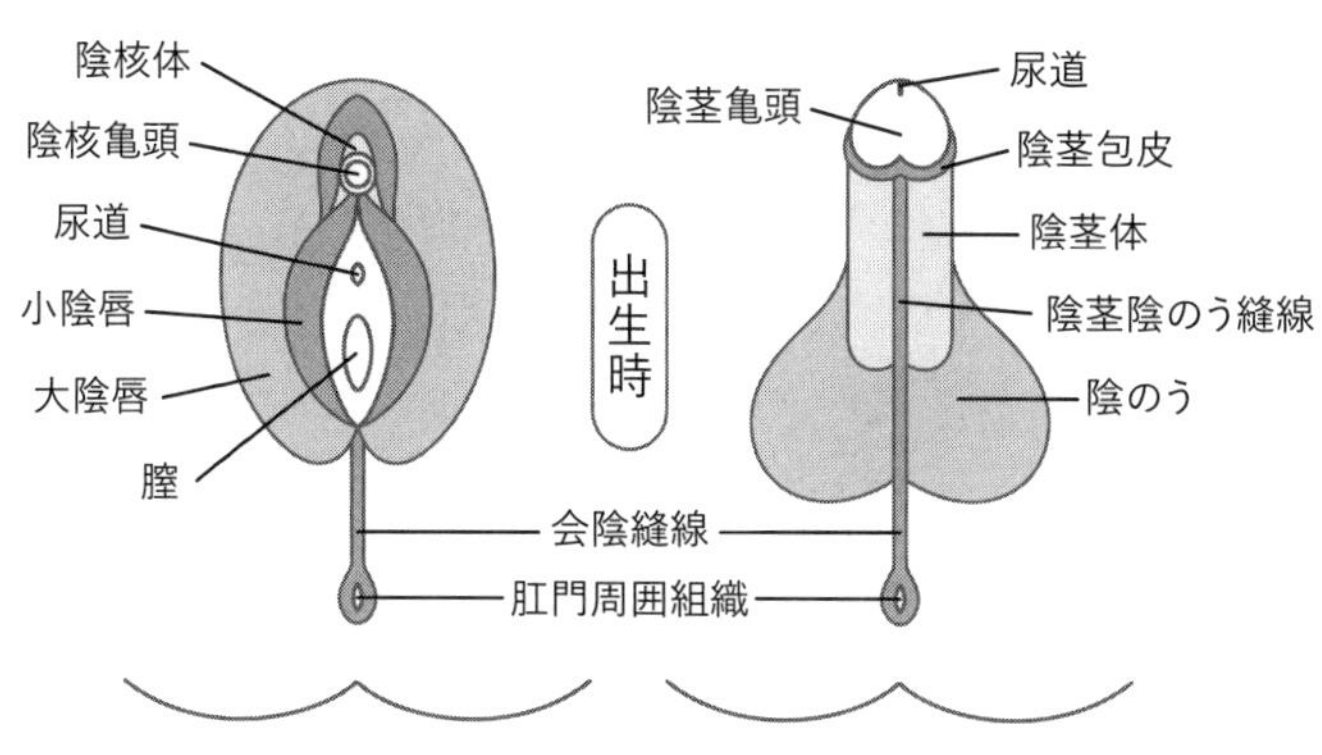
陰核体
陰核亀頭
尿道
小陰唇
大陰唇
膣
尿道
陰茎亀頭
陰茎包皮
陰茎体
陰茎陰のう縫線
陰のう
出生時
会陰縫線
肛門周囲組織

テストステロンが十分にあれば、前述の自然の谷の大改造も滞りなく行われる。ところが、睾丸機能が悪く、分泌されるテストステロンが少ないとき、男性化トンネル造設工事が不完全になり、男性器とも女性器ともつかない男女中間型の出口ができる。

生まれた赤ちゃんの男女の性別判定は、外性器の形をみて行われるが、そのような中間型の場合は問題だ。どちらかに決めなければならないので、ぱっと見で男か女が決められてしまうことが少なくない。

かつて、あまりその方面に知識のないお産婆さんがとりあげていた時代には、いい加減な判定をして、いろいろなトラブルを起こしていたと、第1章のセックスチェックのエピソードで紹介した。最近は、入院分娩が一般化し、しかも性別判定がむずかしい場合には、早急に専門的な検査をするシステムになっているので、誤った性別判定が行われる頻度は、昔ほどは多くない。だが、発展途上国などでは性別の誤認はいまだに後を絶たない。

テストステロン以外のホルモンでも性器が男性化することも

外性器の中間型発生は胎生初期の性分化の大事なときに、睾丸が十分に働かないケース以外にも起こることがある。それは、性腺以外からの強力な男性ホルモンが分泌され、性器に作用してくる場合だ。

前述したが、卵巣の有無と関係なく睾丸さえなければ、小川を運河につくり変える大改造工事は行われない。ところが**男女とも、体のなかには、性腺以外にも男性ホルモンをつくるところが別にある。それは副腎だ。**

副腎は腎臓のすぐ上にあって、生体が生きていくために必要な「コルチゾール」という物質を分泌するが、その他体内の人間に必要なミネラルであるナトリウム、カリウムなどの物質のバランスを保つためのアルドステロンというホルモンと、**デヒドロエピアンドロステロン（ＤＨＥＡ）という男性ホルモンを分泌**している。

その副腎からの男性ホルモンは、男女ともに同じように出ていて、体内のタンパク同化作用を司るなど、いろいろ大切な役割をしている。ところが、女性でありながら、その副腎からの男性ホルモンが異常に多く分泌され、性器の形態に異常が生じる**「副腎性器症候群（クッシング症候群）」**と呼ばれる病気がある。副腎からの過剰な男性ホルモンは、胎児の早い時期から分泌されることがあり、ちょうど性器の性分化が行われるところに、横ヤリを入れるかたちになってしまう。

卵巣しかなく、つまり男性への改造作業が行われず、自然の小川が発育しているところに、副腎から男性ホルモンが侵入して、強力に改造工事を始めてしまう。それは、いわば外からの侵入者で、必ず河口のほうから入ってくる。そのため、男性化も外側の河口に近い方から起きてくる。医学史上はじめて記載された先天性の「副腎性器症候群」の症例では、卵巣しかないのに外性器がほぼ男性型になっていて、男として生活し、淋病に何度もかかっていたという。死後解剖したら、実は女性で、副腎からの男性ホルモン過剰分泌例であることがわかったとされている。

このように、ほとんど男性外性器にまでつくりあげられてしまったものから、わずかにクリトリスが肥大しているものまで、男性化にもバリエーションが豊富だ。けれども、多くは中間的男性化で出生時に男と誤認されてしまった症例は、別の大きな問題を抱えてしまう。

また、副腎性の男性ホルモンばかりでなく、母親が男性ホルモン、またはその作用をもつホルモン剤を使うことがある。よく知られているのは、妊娠初期、流産防止のために服用する合成黄体ホルモン。かなり男性ホルモンに近い作用があり、流産はまぬがれたものの、女児の外陰部が男性化し、男の子とまちがえられてしまったというケースも例もある。その薬の使用が盛んだった時期に、そのような症例が少なくなかった。その後、異常発生が問題となってからは、あまり男性ホルモン作用の強くない天然型の黄体ホルモンを用いるようになったため、最近はそのような症例の発生率はだいぶ減ってきている。しかし、皆無になったわけではないので要注意だ。また母親自身のホルモン代謝異常で起こることもありうる。

夫婦で睾丸を持っている話

睾丸そのものの機能が悪かったり、睾丸がなかったとしても、副腎からの男性ホルモン（ＤＨＥＡ）が作用すると、性の形態、とくに外性器が性腺の性別と一致しない形にできあがってくると説明してきた。現実の症例では、さまざまな程度の男女中間型になっていることは珍しくない。いずれにしても、ここまでは男性ホルモンが過不足での異常が生じている例を紹介した。

次に、もうひとつまったく別の原因による性器性分化異常の発生があることを説明しておく。

性染色体がＸＹで正常のＹ染色体を持ち、いちおう立派な睾丸がつくられ、しかもその睾丸からふつうにテストステロンが分泌されているとしたら、性の形態は正常男性に分化するはずだ。ところが、テストステロンが働きかけ、その創造の力を発揮すべき対象である内外性器のモトが、テストステロン不感症だったらどうなるのか。

組織内には男性ホルモン受容体がある。レセプターと呼ばれる。野球にたとえると、ピッチャーが投げるボールがテストステロンで、レセプターはそれを受け止めるキャッチャー。ボールをキャッチャーが受け止められないと機能できない。

つまり、キャッチャーがいなければ、テストステロンはスルーされ、睾丸がないのと同じ状態になってしまう。正常レベルにテストステロンがあるにもかかわらず、外性器は完全に女子型のまま。内性器は当然、男性型には発育せずに、ミューラー管の発育を抑える作用は、そのまま残り、卵管・子宮の発育もない。したがって、内性器はほとんど男女両者のものがない形になってしまう。

そのような症例は、ヘルニアのように股のつけ根のところに睾丸がある以外、正常女性と外見はまったく同じ性の形態をもって生まれてくる。そして、睾丸から分泌される女性ホルモン（後から説明するが、睾丸も卵巣も男女両ホルモンを分泌していて、ただその比が異なる）にのみ感受性があるため、成人後は乳房の発達もいい。子宮発達がないため無月経で、テストステロン刺激で発達する陰毛がほとんどないという点以外は、ほぼ完全に正常女性に近い状態に成熟する。そのような症例を、医学的には**「睾丸性女性化症候群」**

と呼ぶ。もちろん、女として結婚している人がほとんどで、その場合には夫婦で睾丸を持っているということになる。

医学的に言っても、そのように女として結婚するのは、子どもができないという点を除けば、異常ではない。また日常生活上も問題はない。私の立場からは、男女の形態とは、**必ずしも「性染色体」あるいは「性腺」だけで方向が決められないときがある**と、強調しておきたい。性染色体や性腺以外の因子でも、かなり性分化の方向が変えられる。これが性の形態発生の実情であると理解していただきたい。今まで説明してきた性の形態の分化の全プロセスと、さまざまな原因で、中間型が派生してくる仕組みを図解したものが次頁の図になる。

性の形態の分化の全プロセス

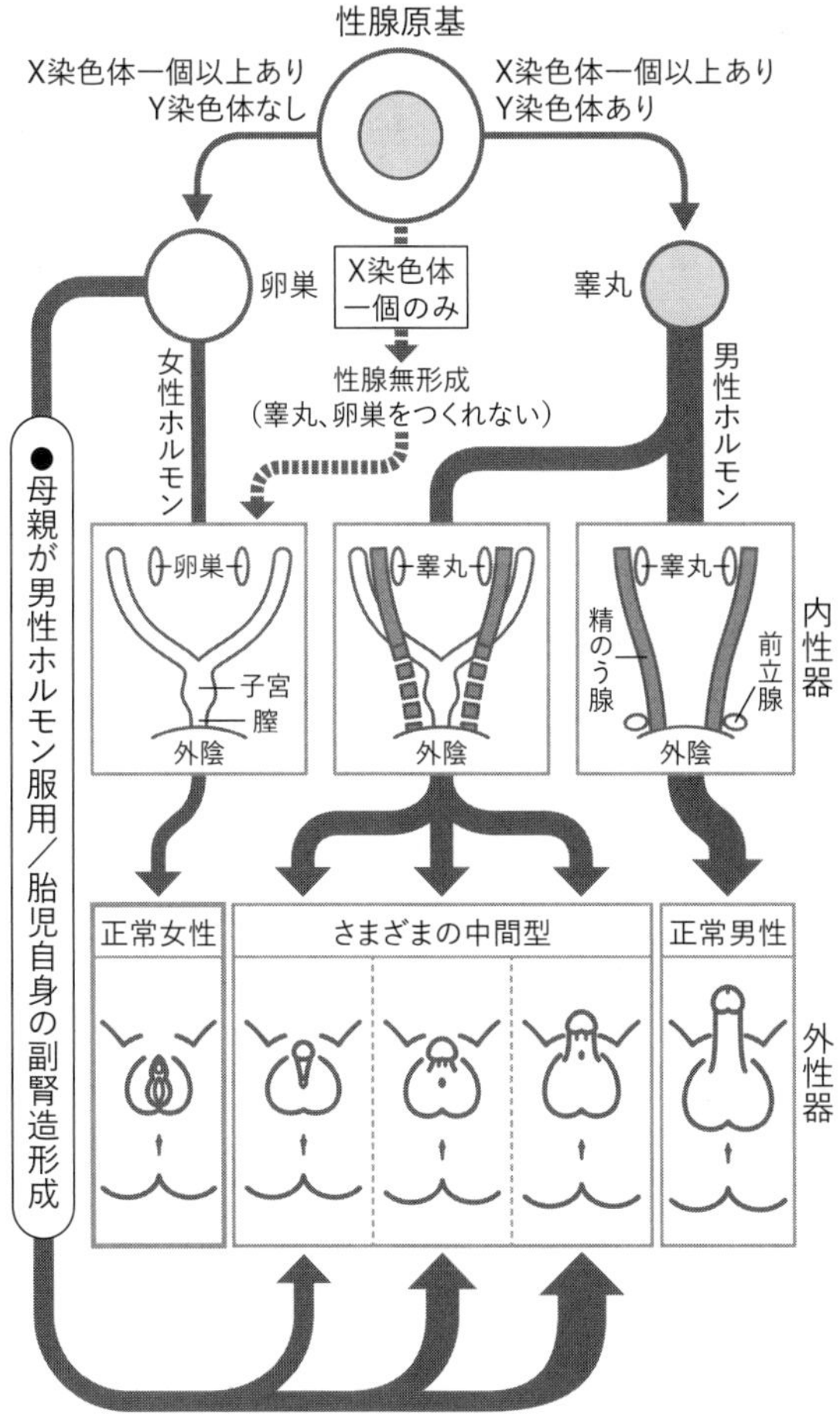

性は変わりうるものか〜「ウサギの実験で確かめる」

内外性器の男女分化の異常例は、私たちの臨床の場では、決して珍しいものではない。性器の性分化も絶対の神の領域ではなく、いろいろな形の異常がおこりうるものだ。そして、睾丸がありながら内性器の男女中間型のものを「男性半陰陽」、卵巣があって内外性器の中間型のものを「女性半陰陽」と呼ぶ。

このように、性の形態の性分化の方向が、性腺以外のいろいろな二次的要因により変えられやすいことは、注目すべき点だ。

この内外性器分化が自由に変えられることを、はっきり実証するために行われたかなり古いウサギの実験になるが、興味深い事実が明らかになった（現在はこのような実験は実施されていない）。

①妊娠まもない胎生初期のオスウサギを胎児の時に取り出し、睾丸を摘出し、元に納めておくと、性の形態が完全なメス型のウサギが生まれた。

②メスウサギの胎児にも同じように卵巣を摘出した実験でも、メスウサギが生まれた。卵巣をそのままにしておいても、メス型性器を持って生まれるのは言うまでもない。

③睾丸または卵巣を取り出したウサギに、その性腺のあった場所にテストステロン（最強の男性ホルモン）の結晶を植え込んでおくと、睾丸のあったのと同様な男性内外性器の発達があった。

④ただし、その男性ホルモンの結晶が不十分であると、不十分さに応じて、外側の性器から男性化が不完全になった。外性器だけが完全なオス型になりきれないメス型との中間になったものから、しだいに内性器の膣、卵管までが発達し、外性器が完全にメス型のものまで存在した。その際、植え込んだテストステロン結晶にごく近いところにだけ、発育の悪い副睾丸、精管の一部が発達するだけになってしまった。前立腺や精のう腺も発達しなかった。

⑤妊娠初期の母親ウサギにテストステロンを注射すると、メスの胎児の外性器が男性化

した。量が多いと完全なオス型になって生まれた。興味深いことに、テストステロン投与を妊娠初期を外し後期にすると、性器の男性化は起こらなかった。性分化の臨界期（どちらの性になるかの境目の時期）があり、その重要な時期に影響があたえられたときのみに異常が起こることが明らかになった。

以上の実験データは、**性染色体、性腺のいかんを問わず、内外性器の性分化の全ては、テストステロンの作用にかかっている**ことがわかる貴重なものだ。だから私はテストステロンを「創造の力」と呼ぶのだ。

そしてその力をふるうものが、必ずしも睾丸でなくてもいいことを説明してきた。**基本的に性染色体の組み合わせがどのような状態でも、最終的に内外性器の男女性分化のいちばん重要な臨界期に、作用力のあるテストステロンが十分に存在したかどうかで、性の形態は決まる。**

インターセックスは「美の極致」

男女の中間型のことを、医学用語では「半陰陽」と言っているが、私はこの言葉があまり好きでない。どことなく暗さを感じるからだ。「インターセックス」という英語を使う人も多い。もともと半陰陽という用語は、ギリシャ神話のなかの幻想的で美しい物語に由来する「ヘルマフロディズム」を訳したもの。言語には半陰陽の暗いイメージはない。

ギリシャ神話のなかでも、男性美ナンバーワンの男神ヘルメスは、これまた女性美ナンバーワンのアフロディテとの間に子どもを設けた。もちろん水もしたたる美少年で、両親はこの子をヘルマフロディトスと名づけた。

このヘルマフロディトスは、15歳になったとき、故郷のイダを後にして旅に出た。やがて小アジア南西部にあるカリアという町の近くで、水晶のように澄み切った泉をみつけ、水の誘惑にひかれるままに、裸になってしばし水遊びを楽しむことに。ところが、その様子をひそかに垣間見ている者がいた。サルマキスという、池のほとりに住んでいる妖精。

彼女は、水とたわむれる少年のあまりの美しさにすっかり心を奪われ、あの美しい裸身をしっかりと抱きしめたい激しい情欲にとらわれる。そして自らも衣を脱ぎ捨てて泉に飛びこみ、少年を捕まえるとむりやり接吻して、そのまま硬く両腕のなかに抱きしめてしまう。

驚いた少年は、なんとか身をふりほどこうともがいたけれど、妖精はますます強くからみつきながら叫んだ。

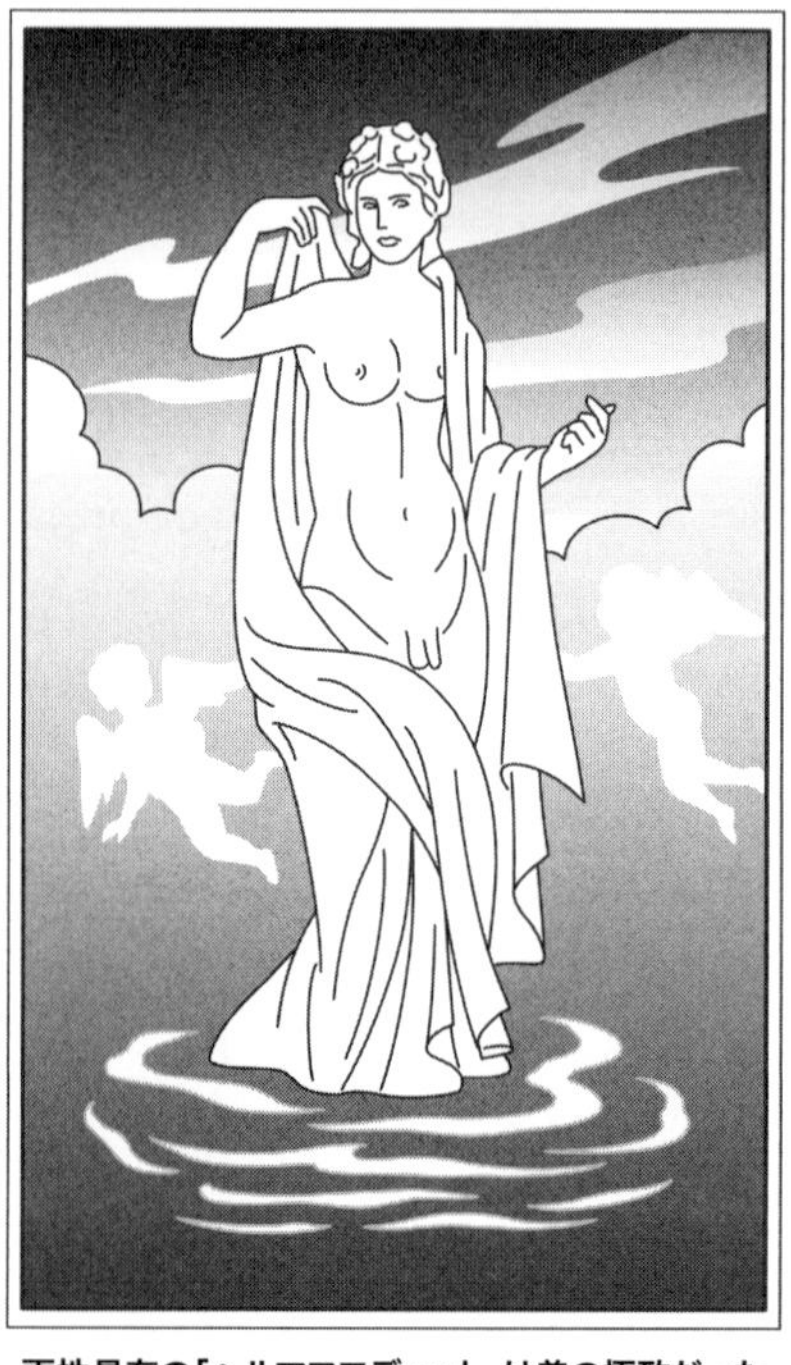

両性具有の「ヘルマフロディット」は美の極致だった

「いくらもがいても、あなたは私から逃げられはしないことよ。ああ、神さま。どうか私の願いを叶えてくださいませ。どのような日も、彼を私から、私から彼を引き離すことがありませんように！」

神々はこの願いを聞きと

どけ、２人の体はそのまま溶けて交じり合い、ついに一体になってしまった。こうして、２人であって２人でなく、女とも男とも呼ぶことのできない両性具有のものとなった。その後、この泉は、その水に触れる男は両性になるという不思議な力をもつようになり、そのようになった人を、伝説の主人公の名にちなんでヘルマフロディットと呼ぶようになったという。

この神話は、ギリシャ・ローマ神話の集大成と言われるオウィディウスの大作『転身物語』第４巻５章に登場する。古代ギリシャ・ローマ時代の人々が、男女中間型について、どのような感じ方をしているかをうかがい知ることができる。

当時、ヘルマフロディットは美しいもの、あこがれの的、詩的で深遠な存在として絵画や彫刻に姿をとどめている。それらの美術品の多くは、豊かな乳房とペニスを備えたものとして表現されている。

第3章

性は脳にある！

睾丸と卵巣をとりしきっているのは脳

男に生理がないのは知っていても、その理由について、大多数の人は「女には子宮があるが、男にはないから」と信じているようだが、果たしてそれは正しいのか？

実は、男と女の生理現象のちがいを知るには、下半身の構造の差だけに目を向けていても答えは出てこない。たしかに女性には卵巣や子宮があって、卵子を成熟・排出し、メンスもあれば子どもを生むこともできる。いっぽう男性には睾丸があって精子を製造し、子ども生ませることができる。これが男と女の機能の根本的な違いであることは言うまでもない。

問題は、睾丸や卵巣がそれぞれの機能を発揮するのは、どのような仕組みによるかだ。それにはまず、次のことを理解していただきたい。

これまで説明してきた**男女の性の形態の基本である睾丸や卵巣は、自分ひとりではまったく活動できない臓器である。**男あるいは女を形づくるには重要だが、ひとつの「部品」

と考えてほしい。そこで、何がその部品を動かして、男として、女としての性の機能を発揮させているかについて考えていこう。

結論から言えば、**睾丸や卵巣を機能させ、コントロールしているのは「脳」で、脳の視床下部にある「性中枢」である。性というと、すぐに下半身を連想するかもしれないが、実際はすべて脳がとりしきっている。**

睾丸や卵巣を「部品」と書いたが、これをリモートで動くおもちゃの車にたとえてみよう。

①性中枢からまず、それに接する下垂体を刺激するホルモン（コナドトロピン放出促進ホルモン）が分泌される。

②刺激を受けた下垂体から、今度は性腺刺激ホルモンが分泌。これはＬＨ（卵胞刺激ホルモン）とＦＳＨ（黄体形成ホルモン）の2種がある。これが無線電波を性腺に飛ばす。

③性腺の睾丸や卵巣は刺激を受け、ようやく性ホルモンを分泌しはじめる。

血液中のホルモンは電波で、下垂体はリモートコントローラー。性中枢は発信機を操作する子ども。言い換えると性中枢が下垂体を介して、性腺を機能させている。

司令塔である子ども（下垂体）→電波発信機（性中枢）→リモコンカー（性腺）という流れ。つまり**子どもがコントローラーをいじっている時だけ、車が動ける。**また、電波量の多少で車の動きに差が生じる。電波が弱いと、動画も繋がりにくく、動きが悪くなるのと同じ。性腺の動きをみながら、脳は刺激電波の強弱を調節する。これをフィードバック機能と呼ぶ。

なお、ホルモンを電波にたとえたのは両者とも目に見えにくい間接的なメディアであり、遠隔操作を行う点がとても似ているからだ。ちなみに有線としては神経があり、電線とかLANケーブルにたとえられる。

まとめると、**男性創造の力＝テストステロンの分泌という機能も、性中枢からの命令と助力がなければ下垂体も動かず、当然、性腺も動きようがない。**

性腺(リモコン・カー)が機能する仕組み

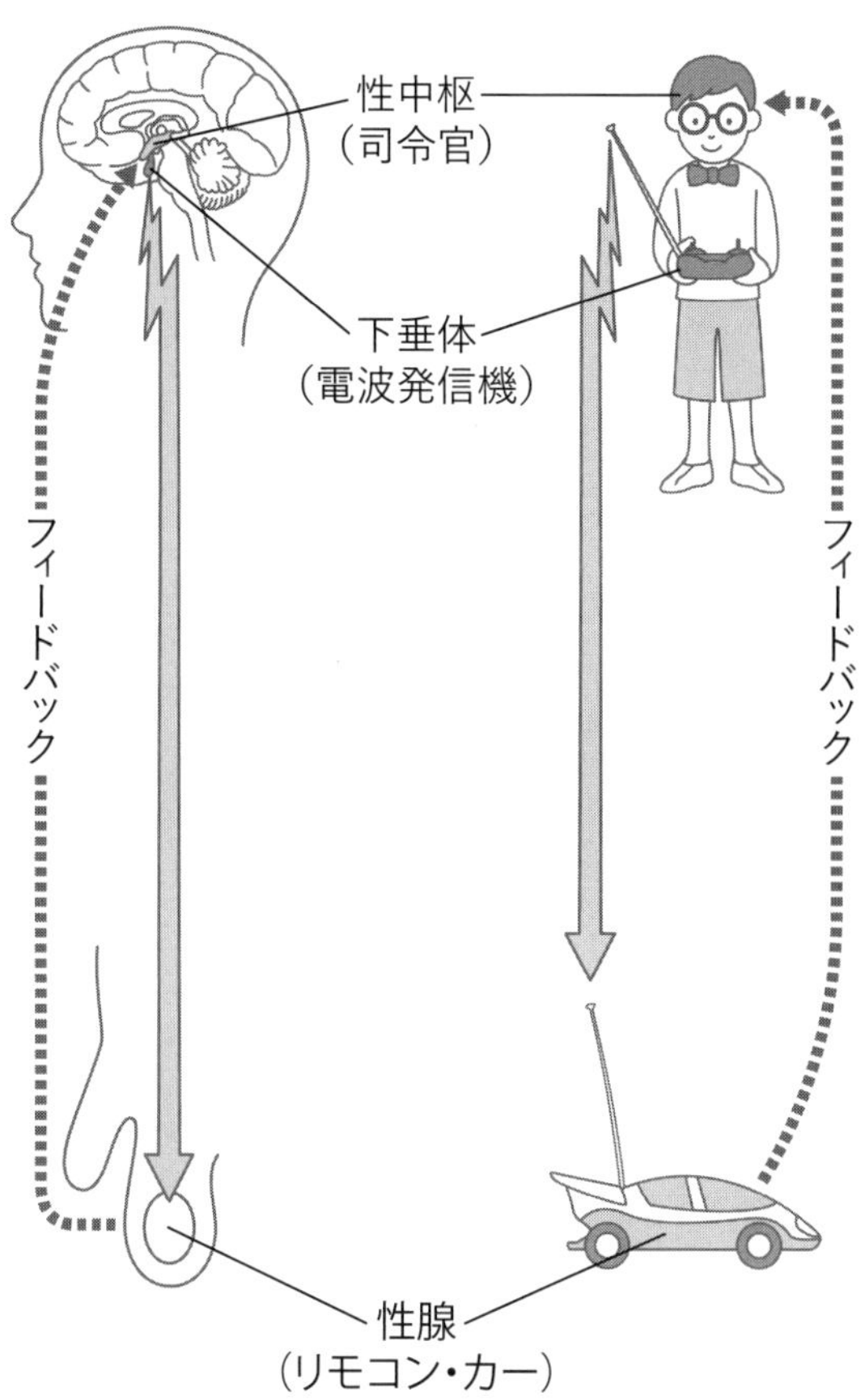

テストステロンが性中枢の周期性を壊す

なぜ女性にメンスがあって男性にないかに話を戻そう。これにも、やはり性中枢がからんでいる。卵巣が周期的に排卵するのは、卵巣機能をリモートコントロールしている女性の性中枢には、周期性があることを物語っている。いっぽう男性の睾丸は、女性のように性ホルモンのリズムに反応したサインを示さないのは、元をただせば性中枢に周期性がないからだ。

そこで、男女の性機能の根本的秘密を握る性中枢は、男と女でどのようにちがうのか、それはなぜなのかについて話をすすめていこう。

次頁の性中枢図を見ながら、まず脳の仕組みとその働きについて説明していく。性中枢のある視床下部は、脳のほぼ中心に位置している。私たちがものを考えたり、行動を起こすための命令を発する大脳の中心部にあり、その大脳と体の神経の入ってくる脊髄との間をつなぐところである。

脳の仕組みと性分化

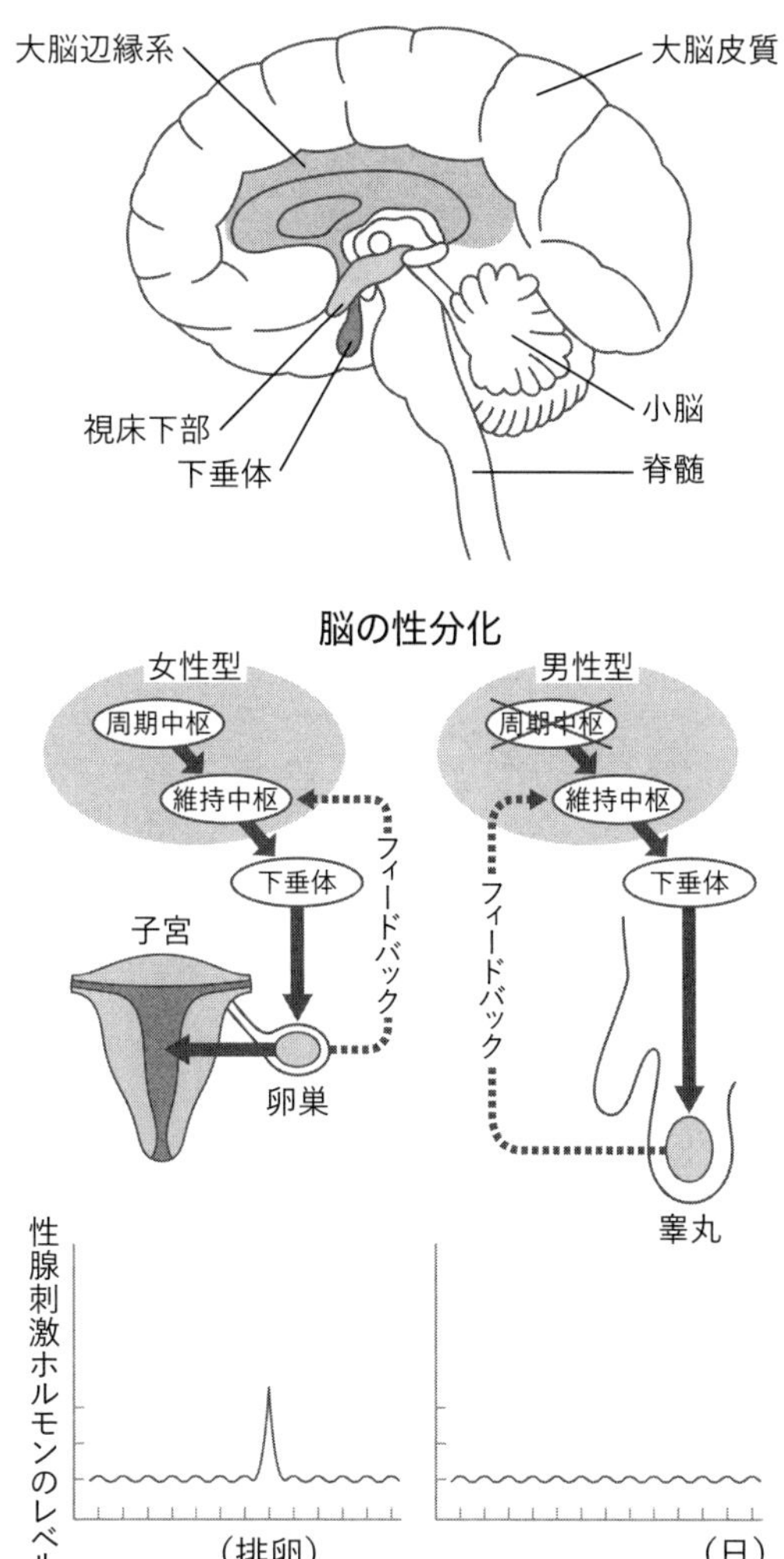
大脳辺縁系
大脳皮質
視床下部
下垂体
小脳
脊髄
脳の性分化
女性型
周期中枢
維持中枢
下垂体
フィードバック
子宮
卵巣
男性型
周期中枢
維持中枢
下垂体
フィードバック
睾丸
性腺刺激ホルモンのレベル
（排卵）
（日）

この視床下部が体の基本的な生理機能を支配するのだが、その方法は2つある。1つは神経を用いる方法で、もう1つはホルモンを用いる方法だ。おもちゃのリモコンカーを動かすのに有線コントロールと、電波を用いる無線コントロールの2種類があるのと同じ。神経とホルモンで、体内環境、外的環境に応じて生き物として生活する基本的かつ微妙な生理機能を、バランスよく作動させるために、両者を巧みに使い分け制御している。

さて、視床下部にあって性腺機能を調節支配する中枢＝性中枢は、さらに2つの部屋に分かれている。1つを「周期中枢」、もう1つを「維持中枢」と呼ぶが、両中枢の関係を理解していただくために、次のようなたとえを考えてみた。

性中枢を2階建ての総合指令本部とみたてて、1階をその心臓部にあたる維持センター、2階の別室を周期センターと呼ぶことにしよう。

1階の維持センターは、先ほど説明した性腺からの連絡電波（性ホルモン）の様子をキャッチして、その量に過不足がないようにコントロールしている。通常は、一定のペースでコントローラー（下垂体）が刺激電波（LH‐RH）を送っている。

２階の周期センターは、刺激電波の量を、状況に応じて変動・修正させる機能を持つ。大脳皮質からの情報やストレスなどの外部環境や体内環境の情報などをすべてとりまとめて、維持センターの機能を高い立場から調整している。

この周期センターには、もう1つ重要な注目すべき機能がある。それは「自動充電装置」のような機能。特殊な仕組みで充電が少しずつ行われ、一定の量に達すると強力な放電が起きて、1階の維持センターを刺激する装置だと考えてほしい。刺激を受けた維持センターは下垂体に命令を下し、結果、大量の性腺刺激ホルモンが分泌。この一時的で強力な刺激に卵巣が反応して起こるのが排卵である。

要するに、女性生理の秘密は、性中枢の周期センターが月に1度、強力な刺激を送りだす機構によるもの。なので、ストレスや激しい感情の動きなどで、周期センターが変調を起こすと、女性生理に乱れが生じることになる。

このような女性生理に特徴的にみられるような周期センターの仕組みが、男性ではどうなっているのだろうか。先に、男性の場合は、性腺機能に周期性はない。つまり性中枢にも周期性がないことを意味している。では、どうしてそのような違った性中枢の性分化が起きたのかだ。

結論から言えば、男性の性中枢には、2階の周期センターにあるべき自動充填装置が存在しない。正確に言うと、もともとはあったのだが、母親の胎内にいる間に、自らの睾丸が分泌するテストステロンシャワーを浴びて、きれいさっぱりと破壊されてしまったのだ。

もう少し説明を加えると、胎児の段階では、男女とも性中枢は全て、2階建ての女子型になっている。ここでも、自然型は女。ところが、ここまで述べてきたように胎児に睾丸があると、女性型中枢に変化が生じる。胎児期の睾丸は、自らの下垂体から分泌される性腺刺激ホルモンだけでなく、これと同じ働きをする母親の胎盤から分泌されるホルモン（胎盤性性腺刺激ホルモン＝妊娠維持のための黄体ホルモンを分泌する働きをもつ）の作用も受けて、大量のテストステロンを分泌するようになる。その結果、周期センターが破壊される。

生まれたばかりの男の赤ちゃんの陰のうが、ややシワが多く、おとなびて大きいことにお気づきのお母さんも多いことだろう。これは、出生までに睾丸がかなり大量の男性ホルモンを分泌していることの証明。もちろん心配は無用で、3週間もすると赤ちゃんらしい、かわいらしい陰のうになる。同様に女の赤ちゃんの外陰部（大陰唇）のヒダがやや多く、少しませて見えることもあるが、これは卵巣から分泌されている女性ホルモンのなせる業で、脳の性中枢の周期性を破壊することはない。

男と女は脳の仕組みが違う

要約すれば、**睾丸のある男子は、胎生期に自らの睾丸から分泌されるテストステロンシャワーを浴びて、周期センターが破壊されて、維持センターだけが残った。**そして思春期後、性中枢が動き出しても一定のレベルの性腺刺激ホルモンが分泌されるだけで、周期性のない睾丸機能が維持される。

いっぽう**睾丸のない女子は、大量のテストステロンシャワーを浴びることもなく、周期センターは温存され、思春期以降、その働きで排卵・月経という生理を繰り返すようになる。**

思春期以降の男女の性機能についてはまたのちほど説明するが、以上の**胎生期中に起こる性中枢の変化を、「脳の性分化」と呼ぶ。男と女では脳にもちがいがある。そのカギを握っているのは、やはりテストステロンである**とご理解いただけたはずだ。

ここで脳の性分化のしめくくりとして、わかりやすい実験データをお示ししよう。言うまでもなく脳は、機能でも仕組みのうえでも、複雑かつ微妙な器官である。

ネズミの実験では、脳の性分化の臨界期、すなわち性中枢が女として働くか男として働くかの分かれ目の時期は、動物によって少しずつ異なるとされている。人間の場合は、明確ではないが、研究によると胎生期のかなり早い時期、4、5カ月ころではないかとされている。サルは出生のわずか前で、下等な動物ほど遅く、ネズミは出生直後から3、4日までに臨界期があると証明されている。

そこで、生まれたばかりのネズミに次のような実験を試みた。

①出生直後のメスネズミにテストステロンを大量に注入して、人工的な男性性分化をほどこしておく。すると、生後40日くらいの思春期になっても、卵巣の周期的な排卵は起こらなかった。人為的に投与したテストステロンで、性中枢の周期中枢が壊れてしまったためだ。

②オスネズミの睾丸を出生直後に摘出・去勢しておいて、思春期になってから他のメスネズミからとった卵巣を皮下に移植。するとこの卵巣からは正常な成熟メスと同様に、周期的排卵が起こることが証明された。生まれたときはオスでも、出生直後にテストステロンの源＝睾丸を取り去ってしまえば、性中枢は自然型のメスのまま残り、思春期になって正常のメスと同様の周期性をもち、周期的な大量の性腺刺激ホルモンを分泌して排卵を起こすようになった。

③メスネズミの卵巣を出生直後に摘出し、思春期以後、ふたたび卵巣を移植した。この場合も周期的排卵を起こすようになった。要するに、出生直後の卵巣の存在は、性分

化には積極的な役割をしていない。睾丸のような特別な意味をもたず、何をしなくても自然にメス型になっていく。

この脳の性分化の問題は、まだまだ十分に解明されていない点が多い。また。ヒトと動物実験との差も、大きな問題点である。しかし、大筋においては間違っていない。ひとことで言えば、**「形態の性分化」と同様に「脳の性分化」においても、神は、あくまで自然の形は女、男は「男性化」の積極的な働きかけによって作られるようにデザインしたと考えられる。**

性の目ざめは、脳の目ざめから

思春期をもたらすもの、それは性ホルモンの多方面での活躍であると書いてきた。性ホルモンが活躍を始め、思春期を迎えるのは男子で12、13歳ぐらいから。女子はそれより

1、2年早く10歳くらいから。この時期が睾丸、卵巣の機能開始を意味するわけだが、そこに至るまでになぜ生後10年近くも要するのか疑問がわく。そして、男子と女子の若干の時期のズレがあることも不思議だ。さらに思春期を経て、性機能の面でも、精神的な意味でも、一人前に成熟したとみなされるまでには、個人差はあるが、十数年近い年月がかかる。これは、人間以外の動物と比較してみると、かなりレアケースと感じる。他の哺乳動物の場合にも、いわゆる「思春期」はあるが、その発来は早く、期間も短い。ネコやイヌなどはご承知のとおり、生後間もなく歩き始め、1年足らずで子どもを生むようになる。個々の動物の一生という期間のなかで、幼児期、思春期が4分の1もの長さを占めるのは、人間だけといってもいいだろう。

なぜ人間だけが、思春期が来るまでに10年近く要し、さらに心身ともに成熟するまでに同じくらいの期間を必要とするのか——その謎は、じつは複雑、精巧に進化・発達した人間の脳にあるが、この疑問に正しく答えるには、現代の科学の知識ではまだ不十分。

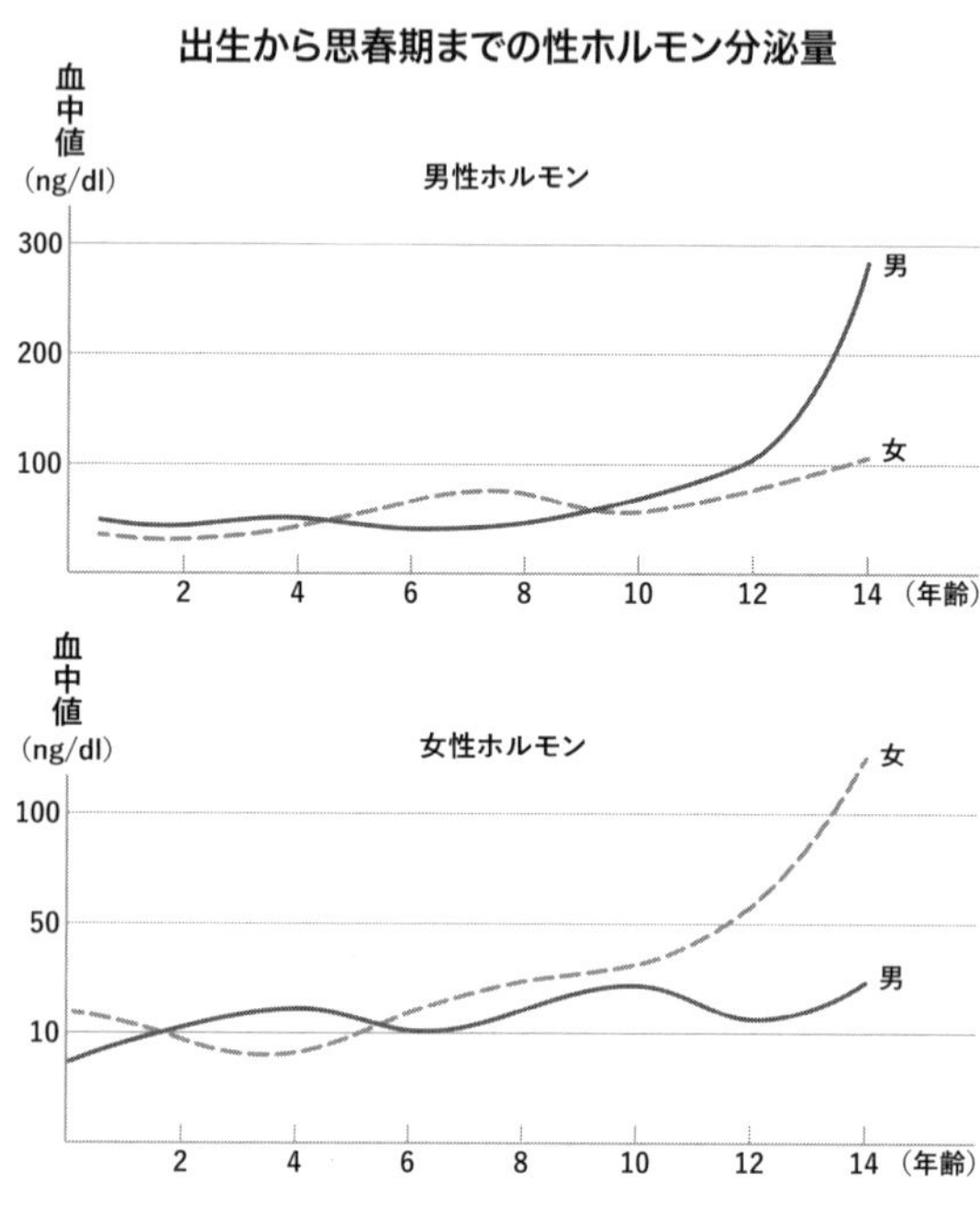

思春期をつくりあげる原動力＝性ホルモンが性腺から分泌されるようになるプロセスを、あらためて復習・整理すると、次のようになる。

脳の視床下部にある性中枢が、それに接する下垂体を刺激するホルモンＬＨ・ＲＨを分泌↓その刺激を受けた下垂体は、性腺刺激ホルモンを分泌↓このホルモンの刺激によって、性腺が性ホルモンを分泌する。

脳の覚醒が性の目覚めには必要なのだ。

右の図は、出生から思春期に達するまでの男性の性ホルモン分泌量を示したものだ。一見してわかるとおり、出生直後から10歳前後までは低いレベルで、いわば「眠った状態」。もちろん分泌量はゼロではなく、幼児でも副腎からの分泌が行われている。

性ホルモンの分泌が少ない幼児の段階では、性中枢は非常に低いレベルの性ホルモンを認知する。そして下垂体への刺激・命令を抑え、性ホルモンレベルがかなり低いところで維持するフィードバック機能が働いている。言い換えれば「サーモスタット」が敏感な状態でセットされているから。そこで問題は、性中枢がなぜ10年近くもいわば「冬眠状態」でいるのかだ。

寝る子は育つ

胎生期初期の内外性器は男女の形態に性分化する時点では、性中枢（電波発信機）はかなり活発に活動していた。ところが、その形態の性分化に続いて起こる脳の性分化の際に、大きな変化が起きた。性腺から出る性ホルモンが、まだ十分に分化し固まっていない胎児の視床下部に強い刺激を与え、その一つの結果として、先に説明した男性における、いわゆる「周期センター」が破壊された。

同時に、その性ホルモンのシャワーは、未熟な胎児の脳に、別の面でも強い影響を与えた。第5章のテーマとなる性役割、性行動における男と女の違いの方向付け、つまり男女の精神的、行動的人格の性分化がこの時期に行われている。

さらにもう一つは、**性中枢機能を一時的に冬眠に追い込むような変化が起こる**とされている。まだ具体的な内容はわかっていないが、性ホルモンのシャワーによる性中枢の神経細胞の立体構造が変化し、そのためフィードバック機能としては感受性が高まり、低い性ホルモンで簡単に機能が抑えられてしまう形になったと言えよう。

フィードバック機構にしたがえば、性中枢からの性腺刺激ホルモン分泌機能が抑えられるのは、性腺が活動して性ホルモンが分泌し、ある程度以上の血中濃度になったときに違いない。ところが、いま説明したような、脳の性分化に伴う性中枢の変化によって、**性腺**

以外の副腎から出るわずかな性ホルモンでも、簡単に性中枢機能は抑えられてしまい、これが一種の冬眠状態を引き起こした。性中枢の冬眠状態は生後10年ほど続き、思春期を迎える。

その長い冬眠状態はどのような仕組みで解けるのか。実はこの点も、明確に解明はされていないが、全体の発育と関連して目覚め、回復してくるのは事実である。１つには小児期にも副腎から分泌されている弱い男性ホルモンが、その性中枢の目覚めを促進していると考えられている。胎児期後期に大量の性ホルモンが性中枢を冬眠させておきながら、また逆にゆっくり作用して、それを回復させるというのは、まことに皮肉な話かもしれない。

たとえば、幼児期でも副腎からかなりの男性ホルモンが分泌される先天性副腎性器症候群の症例では、その男性ホルモンの作用で性中枢の目覚めがかなり早くなってくることがある。女子のほうが男子よりも性中枢の目覚めが1、2年ほど早いのも、副腎性男性ホルモンの量が、女子のほうがやや多いことによるのではと考えられている。さらに、男子の場合、性中枢が脳の性分化で冬眠させられるときに、周期中枢破壊という強い影響を受けたために、回復が遅れたとも考えられる。

性の目覚めの時期が、正常の子どもでも、生活環境などで差が生じることも事実。たとえば、地域的に温かい南国のほうが早い。いろいろと刺激の多い都会の子のほうが、のんびりと育つ田舎の子よりも早い。こういった統計がある。また栄養状態とも深い関係があり、近年の日本人の食生活の改善で子どもたちの体の発育がよくなるにつれ、性中枢の目覚めが早まっている。栄養状態が悪ければ当然、逆の現象が起こる。

性中枢の春の目覚めを少し医学的に説明すると、ふたたび血中の性ホルモンレベルを高く保つように、フィードバック機構が活発化したからだ。言いかえれば、血中ホルモン値を高く保てるように、性中枢から下垂体を刺激して性腺刺激ホルモン（コナドトロピン）を分泌させるためのホルモン（ＬＨ－ＲＨ）の分泌上昇が起きている。

この思春期のＬＨ－ＲＨ上昇↓性腺刺激ホルモンの分泌上昇という流れには、特徴がある。左の図を見ていただきたい。ゆるやかなカーブの上昇ではなく、12歳ごろから急に高

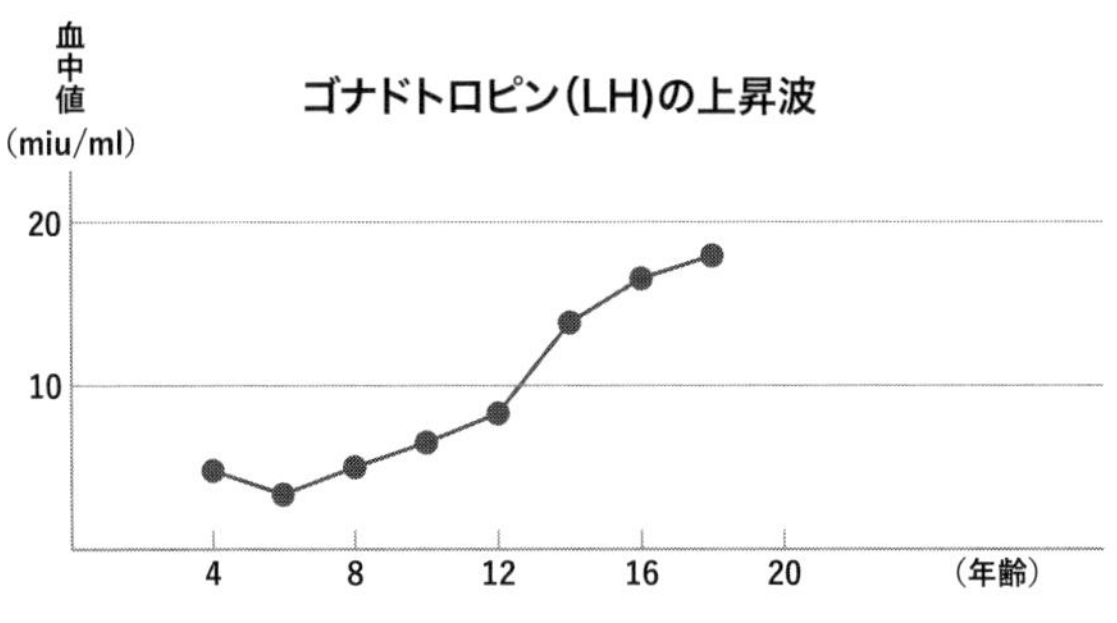

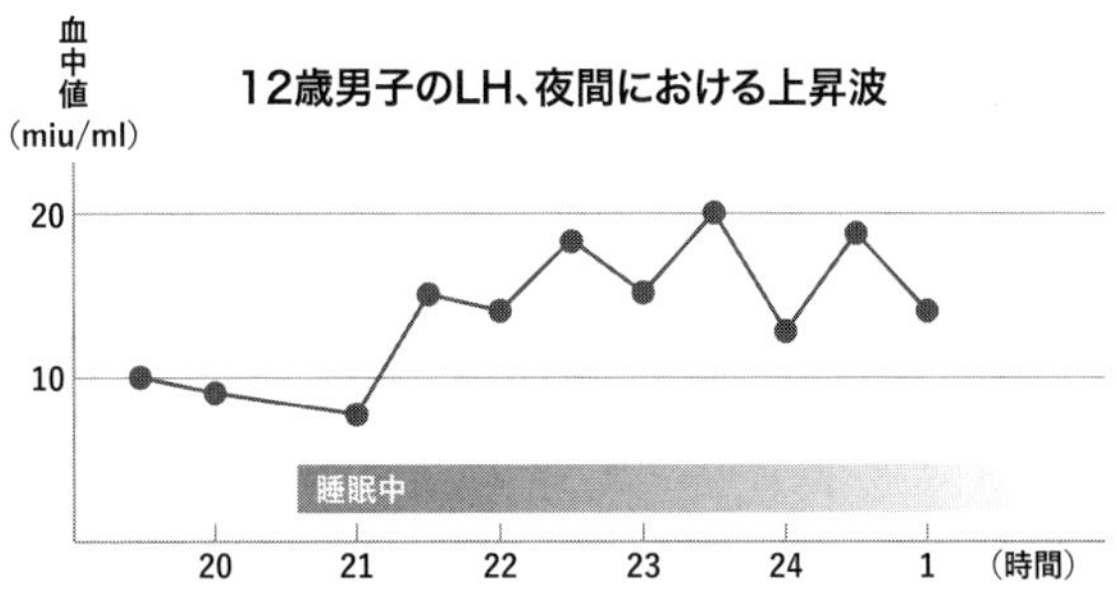

まってくる。そして注目してほしいのは、夜間における波状の上昇。しかもその分泌上昇の波は「レム睡眠時」に起こる。レム睡眠時は、深い眠りに入っているのに、脳派だけが覚醒時のパターンを示す睡眠である。その時、眼球は左右に忙しげに動き、夢も見るとされている。寝入りばなと目ざめのときに多いとされている。

思春期初期はその上昇波の起こり方が少ないが、思春期が進むにつれて波の起こりはひんぱんになっていく。性腺刺激ホルモンの上昇波は当然、性腺の発達をうながす。またそれによって分泌されてくる性ホルモンにより、性中枢自身の発達も加速され、より成熟が加速する。このような相互刺激のやりとりのうちに、性中枢―下垂体―性腺の内分泌系が成熟していく。

ちょうどそのころ、成長ホルモンも性腺刺激ホルモンと同様に、夜間に下垂体からの分泌上昇波が多くなってくる。性腺刺激ホルモンと成長ホルモンの両者が同時に分泌上昇することで、急速に体の成長・成熟をスパートさせる結果になる。よく「寝る子は育つ」と言われている、医学的にも説明がつく。

波を打ちながらの性腺刺激ホルモン上昇は、次のように解釈すると、わかりやすい。自動車を動かすとき、はじめはエンジンがガタガタと音を立てながら動き出すものだが時間がたつにつれ、しだいにスムーズに作動するようになるのと同じ。性中枢も始動するときはガタガタと分泌能力が高くなったり低くなったり波をつくる。それが時間とともに安定してきて、高い成人レベルに落ち着くというわけだ。これは更年期のガタガタの下り道と同様だと言える。

性の早熟や遅れの原因とは

ここまでをまとめると、**性的成熟現象のすべては、脳視床下部の性中枢の成熟にかかっているると言える。まさに「春の目覚めは脳から」である。**ところで、この脳の目覚めがなんらかの原因で非常に早くなっている子がときどきいる。それを「性早熟」とか「思春期早発症」と呼ぶが、なぜか女子に多い。脳や性腺に腫瘍がある症例で起こるが、多くは原因不明。記録では３歳で妊娠したという南米の少女が最年少ではないだろうか。

しかし性早熟例では、身体の性的成熟・発達は進んでも、精神面での早熟はない。年齢相当の幼さを保っているため、周囲がとまどうことが多いという。精神的な、また知的な発育は性ホルモンではスピードアップすることはできない。妊娠例なども、本人に責任はないことだったはずだ。

思春期が早くなるのも困るが、遅れも悩みのタネになる。そのような例を「思春期遅延症」という。性中枢の発達がなんらかの原因で遅れるために、前述の思春期をつくる性腺刺激ホルモンの上昇がみられず、性器などの発達が起きてこない。症例としては「性早熟」よりこちらのほうが多い。その遅れ方は軽いものから、数年も遅れるものまでさまざま。なかには、おとなになっても性成熟が始まらず、完全な思春期発来不全の例もある。男子の場合、去勢されたのと同じ状態になるため「類宦官症」と呼ばれる。また、そのような例のなかには、同時に成長ホルモン分泌不全があり、身長の伸びが悪いケースがある。体も小さく、性成熟もない子どもの状態のまま成人してしまうので、「幼稚症」と名づけられている。

あえてこのような話をするのは、**身体の成長・成熟がすべて脳の発達にかかっていることを強調しておきたいからである。ただし、その際の脳の発達は、知能とは必ずしも一致しない別のものであることも、付け加えておく。**

なお、性的発達が遅れているからと、必要以上に深刻に悩むことはない。性腺刺激ホルモンや性ホルモンの投与などで治療すれば、ほぼ正常のレベルまで追いつかせることが可能である。

ストレスはテストステロン値を下げる

さて、先ほどから「性は脳にあり」と繰り返し述べてきたが、**できあがった男女の性機能の維持も、脳視床下部の性中枢機能にすべてかかっている。**そのため、たとえば脳腫瘍などでその中枢が壊れると、性腺機能は低下する。そのような特殊な事情はやむを得ないが、通常は性中枢の比較的安定した機能は、一度動きだせば長く補償されていると考えられている。

とはいえ、すでに説明したように視床下部は、知のセンターである大脳皮質と情動のセンターの大脳辺縁系に包まれている。しかもそれらと視床下部との連絡はきわめて密で、知・情のセンターからの影響を直接受ける。

その筆頭はストレス。これが強力な抑制を性中枢機能にかけることはよく知られている。興味深いアメリカの研究がある。ベトナム戦争の頃、戦線で実際に戦っている兵士たちと、本土で通常勤務についている兵士とのホルモン量を比較したものだ。結果は、戦線の兵士たちの副腎ホルモン排泄量が高く、かつ男性ホルモン排泄量が低いというデータになっていた。それはストレスにより、下垂体からの副腎刺激ホルモン分泌が上昇し、性腺刺激ホルモンの低下が起きたことを意味している。

身近な例では「受験戦争」という戦場もある。ここでも受験というストレスのなかで明け暮れている高校生の血中性腺刺激ホルモンレベルが、一般の同年齢者たちより低いというデータが出ている。

またネズミをカゴに入れて、ガタガタ動かしたり、雑音を与えたり、光を連続的にパッパッとあてるという刺激を加えると、性腺刺激ホルモンが低下するのはよく知られている。

次のようなサルの実験もある。オスのはなれザルを1匹、サルの一群に入れてみると、彼らの習慣どおり相当いじめられたのだが、そのときの血中性腺刺激ホルモンはかなり低下を示していた。そこで群れから離して、こんどは1匹のメスザルとともに別のオリに入れると、低下していた性腺刺激ホルモン値は、正常に回復するばかりか、上昇も見られた。

性的行為のあと、血中の性腺刺激ホルモンが上昇し、かつ血中の男性ホルモンが上昇するのは、ウサギでも、またヒトでも認められている。また、ウサギの実験では、精神安定剤などに用いられる薬物を性行為前に投与しておくと、性腺刺激ホルモンの上昇がみられなくなったという。**精神の緊張や興奮が、性腺刺激ホルモン分泌にダイレクトに影響したのだ。**

女子の場合は、月に1度の周期性の性腺刺激ホルモンの大量分泌に伴う月経という指標があるので、その反応がわかりやすい。たとえば心配ごとがあったり、生活環境がかわったりすると、月経に変調をきたすという話をよく耳にする。カトリックの修道院に入った若い女性に、月経停止が高頻度で見られるのも、同じ理由によるものだろう。このようなことから、「子宮は心の鏡」である、とある産婦人科医が述べているが、まさに言い得て妙ではないだろうか。

心と言えば、人間の心の最高の調節部位、創造性の源は大脳新皮質前頭葉とされているが、その部分に障害があると、睾丸や前立腺が萎縮すると報告されている。これも、別の意味で性機能は心の鏡であることを語る、示唆に富んだデータと言える。

第4章

テストステロンの秘密

「男性創造の斧」～テストステロンの秘密

人間の基本型は女であり、男は女を改造したものであると、ここまでお伝えしてきたが、**男の性の形につくりあげるには特別の力が必要で、それを私は時に「創造の斧」とも呼んでいる。その正体は、繰り返しになるが「男性ホルモン＝テストステロン」。**

母の胎内で、男の女の性分化のステップを何段階か踏み、ようやく私たちは、この世に生を受ける。めでたく産声をあげることができても、赤ちゃんは右も左もわからず、やっと人生のスタートラインに立ったところ。そこから、一人前の男として、女として活躍を始めるまでには、ふたたび踏み越えなくてはならない大きな段階が用意されている。その説明をこの章ではしていこう。

さて、性ホルモンとは、いったい何ものなのか。すでに、**テストステロンは「男性創造の斧」**として、その働きの一部を紹介してきた。さらに一歩進めて、男女両性ホルモンの「出生物語」と、その働き者ぶりをお目にかけることにしよう。

そもそもホルモンという不思議な物質がなぜこの世に陽の目を見て、これを研究する「内分泌学」という学問が、どのようないきさつで成立してきたかを、簡単に紹介したい。

男をより男らしくさせるもの、あるいは強くさせるもの、その秘密は睾丸に関係がありそうだということは、かなり昔から知られていた。すでに、14世紀ごろのインドの『アーユル・ヴェーダ』という本に、睾丸がインポテンスの治療薬としてすすめられている。

その後、戦いに備えての媚薬としても、動物の睾丸をすりつぶして、食べたり、飲んだりしたという古い記録も残されている。男にあって女にないもの＝睾丸には、男らしさのもとをつくる何か特別な力が含まれていると考えられていたに違いない。

そして、睾丸を取り去ると男らしさがなくなることも、昔から知られていた。エジプト、バビロニア、中国後宮（ハーレム）に用いられていた宦官（かんがん）。また、教会の聖歌隊のボーイソプラノのパートを受けもつ男の子を、声変わりさせないために去勢したという話もある。しかし、睾丸が男らしい形態や機能などと関係があるという科学的に証明すべき研究が始まったのは19世紀後半になってから。

１９７９年、ベルトルトという学者は、雄鶏の象徴であるトサカと睾丸の関係に目を向けて次のような実験を行った。

まず、雄鶏の睾丸をとりだしたところ、トサカは小さくなった。次にとりだした睾丸をその雄鶏のお腹の中に植え込むと、なんとトサカの大きさが回復してきた。いったん切り取られ、ふたたび腹の中に埋め込まれた睾丸が、神経を通じてトサカと連携しているはずはない。つまり、睾丸から出るなんらかの不思議な物質が、血液などにまじってトサカに運ばれ作用するという仕組みに気づいた。この実験は、睾丸の内分泌学的な意義をはじめて証明したと高く評価されている。

睾丸から出る不思議な物質がホルモンであり、ホルモンが働く仕組みを「内分泌」と呼ぶようになったのは20世紀初頭。ホルモンの命名者はイギリスの生理学者スターリング。**語源はギリシャ語の「ホルマオ」すなわち、「刺激する」という意味に由来している。**そして、このホルモンを研究する学問は「内分泌学」と名づけられた。**「内分泌」とは、涙や汗のように体の外に分泌される「外分泌」に対して用いられる考え方である。**

ホルモンの研究がまず男性ホルモンから始まったこと、そしてその背景には「若くありたい」「強くありたい」という『男の夢』が色濃くうかがえるのは興味深い。このような男の一面を物語る有名なエピソードとして、次のような話もある。

１８８９年、フランスの生理学者ブラン・セカールが若返りの自家実験を試みた。イヌの睾丸をすりつぶし、自分の体に注射するという少々荒っぽい方法。ところがその結果、当時72歳であった老医師の体に活力がみなぎり、意気けんこうとなったとは、驚き！

もっとも、このイヌの睾丸が精力増強にどれほどの効力があるのか、科学的に証明はされてはいない。以後の科学からすれば、そのなかに含まれている男性ホルモンの量はわずかで、効果があったとしても、精神的なものでしかなかったのではないかと考えられている（プラセボ効果も侮れない！）。しかしそれでも、当時、世の男性たちから若返り法として熱い注目を集めたのは確かなようだ。

ちょうどそのころ（１８９６年）、クナウエルが卵巣移植が去勢メス動物に性周期を起こすことと、卵巣にも卵子の生成のほかに、女性生殖器・発情作用を調節する重要な作用があることをはじめて証明している。それと相前後して、卵巣の排卵後にできる黄体が妊娠を維持する働きがあると実験的に明らかにされ注目を浴びた。

このように、１８００年代後半、いまから２５０年ぐらい前に、睾丸や卵巣のベールにつつまれていた機能がしだいに明らかになりはじめたことが、やがて20世紀初頭に睾丸や卵巣から性ホルモンの抽出、分離、同定への研究の足がかりとなったと言える。

性ホルモンづくりの働き手は「仲良し3人組」

次に、ホルモンが私たちの体のなかでどのようにつくられ、どのような仕組みで働くのか、考えてみよう。

性ホルモンも含め、ホルモンを分泌する臓器を「内分泌腺」と呼ぶ。各内分泌腺とそこから分泌されるホルモンの詳しい説明ははぶくが、**私たちが自らの生命を維持していくた**

めに、体の内外の環境の変化に応じて、神経と連携プレーをとりつつ、巧妙かつ総合的に体内の環境を整えるのがホルモンと考えてほしい。

自らの生命維持と同時に、私たち生命が担っている目的の１つに「種族の保存」がある。子孫を生み、育てる作業だ。この目的のための原動力となるのが性ホルモンであり、その意味からすれば「生殖ホルモン」と言うべきかもしれない。しかし、**寿命100年時代、生殖期を終えた更年期以降には、特にテストステロンは男女にとっての「元気ホルモン」であると、私は主張している。**

さて、**性ホルモンを分泌する内分泌腺としては、睾丸、卵巣、そして副腎**がある。この３つの内分泌腺でつくられるホルモンは、脂肪の一種であるコレステロールを原料に細胞内で合成されるので、ステロイドホルモンと呼ばれている。そして、この３つの内分泌腺はすべて、同じパターンの生産工程で男女両性ホルモンをつくっている。

ただ、専門分野が分かれているため、その生産量が違っているだけ。たとえば、**睾丸からは男性ホルモンが、卵巣からは女性ホルモンが、より多く生産されているにすぎない。**

同時に、睾丸から女性ホルモンが、卵巣から男性ホルモンが少量ではあるが生産されている。そして、副腎は他のホルモン（コルチゾールなど）の分泌が主な仕事で、より少量の性ホルモンを生産して、卵巣や睾丸がつくる性ホルモンを補っている。

なぜ3つの内分泌腺は、おたがいによく似た働きをするのか。それぞれの内分泌腺のモト（原基）は、母親の胎内にいる初期、非常に接近した位置にあり、いわばお隣同士の仲よし3人組のようなものだったからだ。その性質や働きに共通点があるのもうなずける。

もちろん、やがて性腺のモトは睾丸や卵巣に発達し、元の位置にとどまる副腎に別れを告げることになる。腹腔のなかを降りて来て、睾丸は陰のうのなかに、卵巣は骨盤の内側に、それぞれ出生直前までに安住の地を見出す。

いっぽう副腎は生命の維持に必要不可欠なホルモンを分泌するために、体の奥深くにおさまる。生殖というホットな仕事にたずさわる卵巣や睾丸は、それより体の全面に位置している。特に睾丸は陣頭指揮よろしく、男らしくも第一線に陣を進めていると言える。

母なるホルモン

男女両性ホルモンとも、睾丸、卵巣、副腎の内で、基本的には同じパターンでつくられ、その種類や量に違いがあるだけ、と説明した。このへんの事情をもう少しくわしく述べてみる。

性ホルモンの種類と、それがつくられるプロセスを説明したのが次頁の図。まず、両性ホルモンの冒頭に位置する黄体ホルモンの説明から始める。

黄体ホルモンは、先ほど仲良し３人組と呼んだ、睾丸、卵巣、副腎のすべてから分泌されるが、とくに多いのは排卵後にできる卵巣の黄体からなので、この名前がつけられている。女性の場合、黄体ホルモンは、排卵後、受精卵が子宮内に着床して育つよう妊娠の準備をし、妊娠中は流産を防ぐなど獅子奮迅の働きをする。

基礎体温を計って受胎調節を行っている人ならよく知っていると思うが、排卵後、このホルモンが多くなると体温も上昇する。**「プロゲステロン」つまりギリシャ語で「妊娠を**

性ホルモンの種類と、つくられるプロセス

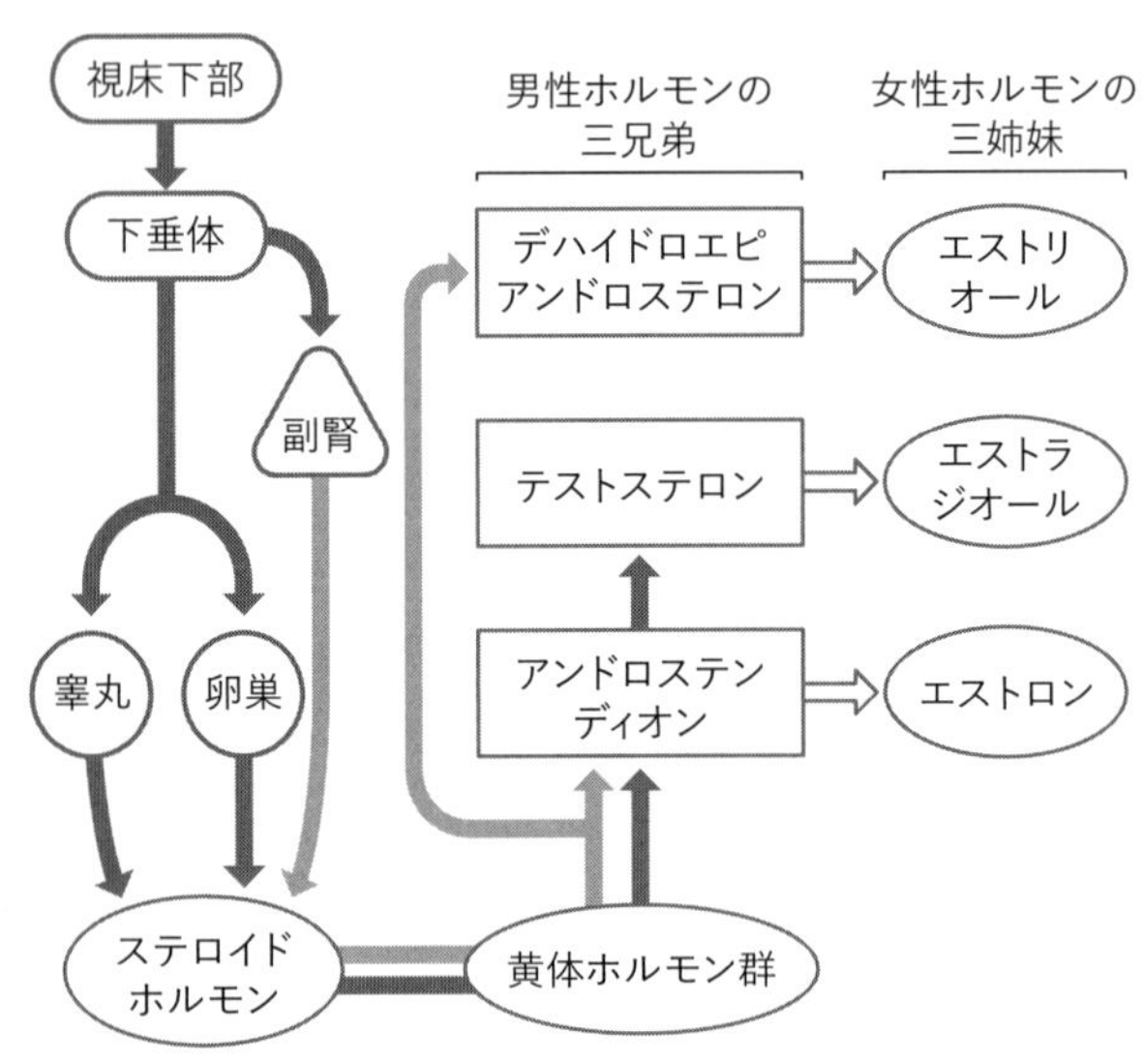

守る」ホルモンと言われるゆえんであろう。したがって、このホルモンは便宜上、卵巣から出るホルモンの一種と区分けしておこう。

ところで黄体ホルモンは、女性のためのホルモンとしてばかりでなく、もう一つ重要な役割がある。男性にも、この「妊娠を守るホルモン」が、女性の排卵前の血中濃度の半分ぐらいの量だが存在する。「なぜ男にも？」と不思議に思われるかもしれないが、じつは**男女問わず、はじめにコレステロールを原料につくられるホルモンが、こ**

の黄体ホルモンなのだ。

睾丸からの男性ホルモンも副腎皮質ホルモンも、ひとまず黄体ホルモンという形を経たあとで生成される。そして、他のホルモンの原料として使われなかった一部の黄体ホルモンが、そのままの形で分泌され、男性の血中に存在している。**黄体ホルモンとは、まさしくホルモンをつくるホルモン、「母なるホルモン」**と言える。

性ホルモンの3兄弟と3姉妹

先ほど、睾丸や卵巣の働きの秘密、その作用の源泉を求めての探求が、20世紀初頭になされ、それを契機に「内分泌学」が誕生したと説明した。しかし、実際に性ホルモン物質を分離、抽出して、それがどのようなものかを研究解明するのは、その当時としてはかなり大変な仕事であった。多くの学者が長い努力と時間を重ね、ようやく「それらしきもの」を科学的に分離できるようになったのは、１９２０年後半から30年代前半、ちょうど日本の昭和初頭になってから。今から100年ほど前で、エジソンが白光電灯を発明した頃に、ホルモン学にも火がともったのだ。

ホルモンの抽出の仕事は、はじめウシやウマなどの動物の睾丸、卵巣を何トンと集め、それからわずか数ミリグラムの有効物質を取り出すという作業が進められた。すごい話だ……。その後、尿中に分泌されたホルモンがかなり出ていることが明らかにされ、それを採集。さらにそこからホルモン抽出法が発見され、研究が急速に発展した。それでもトンあたりの尿から1ミリグラム程度のホルモンしか抽出できず、その作業は現在のように容易ではなかった。

さらに研究が進むにしたがい、男女両性ホルモンは1種類ではなく、生物学的活性がかなり違うものが数種類存在していることが明らかになってきた。今では、男性ホルモン、女性ホルモンというときは、それぞれの作用をもつホルモンを全て含めた総称として用いられているが、性腺から分泌され、生物学的活性が実際に有意にみられるのは、男女両性ホルモンともに3種類ずつある。合計6種類のホルモンは、一見したところよく似ているが、一部の微妙な違いが、その働きに大きな差を生んでいる。

まず、男性ホルモン3種類を「3兄弟」、女性ホルモン3種類「3姉妹」と名づけて、基本を説明していこう。

男性ホルモンのなかでもっとも強力な働きをするのが、3兄弟の長男である「テストステロン」で、次男の「アンドロステンディオン」とともに、主に睾丸のなかで、先ほど触れた黄体ホルモンを経てつくられる。順序としては、次男が先につくられ、それが長男につくりかえられるが、働きの強さで長男、次男を決定した。三男の「デハイドロエピアンドロステロン（DHEA）」は睾丸でもつくられるが、主に副腎から分泌される。末っ子はちょっと変わりものだが、陰ながらの重要な存在感を放つ。

3兄弟の男性ホルモンの働きの程度を比べると、長男を100とすれば、次男は30、三男は20というところ。個々にばらばらに働きまわるのではなく、仲よく助け合いながら仕事をする、と考えるといいと思う。目的の仕事に応じてお互いに立場を変えて、主役を務めたり脇役を演じたりするというわけだ。

次に「3姉妹」に目を転じてみよう。もっとも強力な長女ホルモンは「エストラジオール」と呼ばれ、主な生産地は卵巣だ。ただし、その生産される過程に注意を要する。黄体ホルモンから一足飛びにつくられるのではなく、先ほどの「アンドロステンディオン」（次男）→「テストステロン」（長男）という過程を経たうえで、さらに酵素の働きで長男が長女につくりかえられる。テストステロンの前の段階である「アンドロステンディオン」から芳香化されると、次女にあたる「エストロン」がつくられるという対応した図式を思い描いてもらうといい。三女とした「エスリオール」は副腎でつくられた三男「デハイドロエピアンドロステロン」から作られる。

ところで、このような男女性ホルモンは内分泌臓器から生産分泌されたものが、最後までそのままの形で体内に残り、排泄されてしまうのではない。性ホルモンの一部は、肝臓や脂肪細胞など他の組織の酵素の働きにより、他のものに改造されるという事実がある。それも男性ホルモン間の変換ではなく、**テストステロンがエストラジオールに変えられるというような大転換が行われる。男性の体内のエストラジオールの2分の1ないし3分の**

2は、この方式で生産されたものだ。

睾丸・卵巣・副腎は、それぞれに生産する量こそちがえ、両性ホルモンのすべてを生産分泌し、さらにそれらが体内で変換されるという事実は興味深い。それでは男女の体内のホルモン状態は似かよっているのか、それともまったく違うのかという疑問も生じてくるだろう。その点については、後でくわしく述べるが、結論を言えば、**男女の差は、体内の男女ホルモンの総合的な比率の違いで、男は男性ホルモンだけ、女は女性ホルモンという、単純なものではないことを強調しておきたい。**

さて、今の説明では男性ホルモンを「芳香化」して女性ホルモンに改造すると説明したが、少しおかしいなと感じられた方もいるかもしれない。性の基本は女であり、男はそれを改造したものという「原則」と矛盾している、と。この点については、くわしく解明されていないものの、一応次のように解釈してはどうだろう。

性の基本型の女を男に改造する場合、一刻も早く「創造の斧」テストステロンをつくる必要がある。そこで、胎児を男にする際、胎生8週目に入るや、すぐに性腺のモト（原基）から睾丸をつくりあげ、強力な男性ホルモンのテストステロンの助力を仰いだのだろう。

いっぽう女を発達させるには、女性ホルモンは関係がない。となれば、性ホルモンの「芳香化」という手の込んだ作業過程を必要とする女性ホルモンづくりのステップをあとまわしにしたのではないかと解釈できる。

人間生涯最大のドラマ＝男女性分化をめぐって、素材のほうは女が基本、それを手に入れる創造の斧は男が基本とは、創造の神のみごとなバランス感覚だと感じる。

性のめざめをもたらすもの 女性ホルモンは「発情ホルモン」!?

両性ホルモンの「出生物語」を中心に、これまで話を進めてきた。次に、これらのホルモンが私たちの体のなかでどのような作用をするのかについて、考えてみる。

両性ホルモンの働きを考えるきっかけとして興味深いのは、それぞれの語源だ。これまでは、わかりやすく「男性ホルモン」と「女性ホルモン」と表現してきたが、私たち専門家は、次のように呼ぶ。**男性ホルモンを「アンドロゲン」、女性ホルモンを「エストロゲン」、黄体ホルモンは「プロゲステロン」。**「アンドロゲン」とは、「アンドロ」すなわち「男」あるいは「男らしさ」をつくるホルモンという意味で、違和感はない。「プロゲステロン」も、卵巣の黄体でつくられ、主に妊娠の準備・維持に作用するホルモンで、名前通りの働きをもつことは、前にも触れた。

おもしろいのは「エストロゲン」である。「エストロス」とは「発情」あるいは「発情期」と訳されているが、もともとはラテン語で、昆虫のアブを意味する。なぜアブが「発情」となり、さらに女性ホルモンの総称になったのかだ。それは、発情期の動物のメスの性器が、アブに刺されたように赤く腫れあがるのを見て、メスの発情を起こすホルモンにこの名前を冠したというのが起源だという。

日本でも直訳で「発情ホルモン」と呼んでいたこともあったが、いかにも語感が悪すぎる。とくに、このホルモンの主たる当事者である女性のみなさんには、大いに抵抗のある響きだったはずだ。そこで一般には卵巣にあって、卵細胞をかかえた卵胞から分泌されるホルモンなので「卵胞ホルモン」または「女性ホルモン」と呼ばれるようになったのだ。

男のシンボルが花開くとき

さて男性ホルモンの働きは、大別すると次の2つ。1つは、文字どおり男を男たらしめる作用。言いかえれば、**男としての特徴を示す体の特定の部分に働いて、それを十分に発達させる「男性化作用」であり、性機能の遂行に直接関与している。**もう1つは、**体全体に作用し、男らしい筋肉や骨格の発達をうながす「タンパク同化作用」。**双方の作用により、性機能、体つきとも1人前の男になる。

ところで、「男性化作用」を少し細かく分析してみると、主なものは次のようになる。

①第一次性徴の発達＝睾丸内で精子をつくる機能を完成させるとともに、内外性器を発達させる働き
②第二次性徴の発達＝陰毛、ヒゲ、わき毛、体毛を生えさせる。ニキビが出たり、声変わりをさせる働き
③第三次性徴の発達＝男らしい性格や性行動を促進する働き

テストステロンの「創造の斧」が、より拍車をかけ、男を磨きあげていく。その際大事なのが、①の精子づくりと内外性器の発達にあることは、本来、生殖のためのホルモンという性格からも納得がいくだろう。精子ができず、内外性器が未完成であっても、いちおう大人になり、元気に生きてはいけるが、生き物の男としての一つの使命である子孫を残すという仕事は、残念ながら遂行できない。

内外性器のなかでも、生殖に直接結びつくのは、睾丸、副睾丸、精管、精管膨大部、精のう腺、前立腺という複雑な内性器。子孫の種である精子は睾丸で、精液は精のう腺、前

立腺でつくられ、「闘い」の準備を整えるのはテストステロンの役割。

だが「闘い」の主役となるのは外性器のペニス。**3、4歳の幼児のペニスはだいたい3・5センチくらいの長さ。10歳くらいで4・5センチ、15、16歳になると8・5センチほどに急成長し、20歳で9・5センチ、30歳で10・5センチくらい**になる。この急成長を二次性徴と呼び、その時期が思春期である。

ペニスの成長と並行して、内性器もめざましい発達を遂げる。たとえば睾丸は幼児期に大豆ぐらいだったものが、小学四年生前後でビー玉大になり、中学に入るとウズラの卵大、そして高校生になってクルミ大に急成長し、一人前の機能を発揮できるようになる。

内外性器が発達し、精子が生産されて準備態勢が整うようになると、射精が起きるようになる。はじめての射精を一般に精通と呼び、女子の初潮と同じ意味合いのものであり、生理学的には一人前の男になったためでたいシルシと言っていい。しかし、精通を迎えた男性はひそかに思い悩むケースも少なくない。女子の初潮では赤飯を炊いて祝われるのに……。これは日本人の男子がまともな性教育を受けてこなかったことが大きな原因だと考える。知識がないため精通に驚き、汚れたパンツを親に見られたくないためにコンビニのゴミ箱に捨てる子もいると聞く。男児たるものモンモンと悩むことはなく、自然に成人に達したシルシと誇っていいと教えるべきだと思うのだが。

第一次性徴とされているこれらの内外性器の成長・発達と相前後して目立ってくるのは、二次性徴として知られる陰毛やわき毛、ヒゲの発毛、さらには思春期のシンボル＝ニキビ。また「のど仏」が発達して声帯を厚く、太くさせるため、男の子特有の声変わりもみられる。これらの変化を称して「男らしくなった」と表現するわけだ。この言葉も現代社会ではＮＧなのかもしれない。

人間以外の動物をながめても、たとえば雄鶏のトサカ、シカの角、ライオンのたてがみ、クジャクの羽など、オスにはそれぞれ特有の勇猛かつ華麗なシンボルがある。これらもすべて人間同様、男性ホルモンの作用によるもの。そして、それらは単なる飾りではなく、たとえばメスを引き寄せるため、あるいは外敵と闘うためなど、オスとしての性機能、性行動と結びついている。人間の男のシンボルは、これらの動物に比べると少々貧弱な気もするが、基本的には共通の「男を男たらしめる」あらわれと考えていいだろう。

第二次性徴の発達とともに、第三次性徴とされている男らしい性格、行動、さらには直接的な「性行動」も男性ホルモンの働きと切っても切れない関係がある。これらについては、のちほど考えることにしよう。

ヘラクレスは男性ホルモンの権化

男の性機能が花開くと同時に、性機能を発揮させるに見合った下地づくり、つまり体力づくりが必要になる。この任務を負うのも男性ホルモンで、そのような働きを「タンパク同化作用」と言う。

私たちは無数のタンパクという物質でできていて、これを日々、食事で補っている。そして取り入れたタンパク質を、いったんアミノ酸に分解し、ふたたび体に合ったタンパク質に合成する。この作業を「タンパク同化」と呼び、男性ホルモンが大きく一役買っている。

思春期になり、男性ホルモン、とりわけテストステロンの分泌が活発になると、タンパク同化が著しくなる。その結果、タンパク質の貯蓄が進むのだが、その貯蔵庫にあたるのが筋肉なので、この時期の男の子はたくましい筋肉質の体に発達する。

男性ホルモンは同時に、骨を太くし、しかも長く成長させる。まさに肩幅広く、筋骨隆々たる男性、そして鍛えればギリシャ神話に登場するヘラクレスのような体をつくることもできる。

このタンパク同化作用を利用してタンパク同化ホルモン剤がつくられ、未熟児、やせた人、体重減少の著しい人を太らせるために飲ませることがある。ただ問題なのは、男性化作用がある程度含まれているため、その作用に注意しながら使用しなければならない。うっかり量が多く、しかも長く使いすぎると、子どもや女子でニキビが多く出たり、さらには毛深くなってきて、ときには声変わりすることさえある。

ソプラノの美しい声楽科の女子学生が、「もう少し太って声量を増やしたい」という願いのあまり、長期にわたって服用したため、低音になってしまったという悲しい出来事が実際にあったこういったケースの臨床経験から、私は常に女性へのテストステロン補充はかなりの少量で、慎重かつ的確に行っている。

ＤＨＥＡは健康長寿の鍵

男性ホルモン3兄弟の次男、三男の役割についても簡単に触れておこう。弱男性ホルモンと言われるアンドロステンディオンとデハイドロエピアンドロステロン（ＤＨＥＡ）。これらは、一部性腺からも分泌されるが、ほとんどは副腎から分泌され、副腎性男性ホルモンとも称される。

テストステロンが多量に分泌されている場合は、陰に隠れているが、主役が現れていないときは、人生の長いドラマのなかで、男女問わずに大活躍している。特に、女性や子ども、高齢者にとっては欠かせないホルモンである。

子どもの場合、成長するにつれ、分泌がしだいに上昇し、成長ホルモンなどとともに体の発育に重要な働きを示す。後で触れるが、思春期をもたらすカギ＝脳の性中枢の成熟には、深くかかわっている。

睾丸という男性ホルモンの泉を与えられなかった代償なのだろうか、副腎性男性ホルモンの分泌が女子に小児期から多いことは興味深い。女子の思春期の発来が男子より2年ほど早い秘密はＤＨＥＡが性中枢の成熟を早めさせていると考えられている。女性のわき毛、陰毛の発達にも重要な働きがあるとされている。

ただし、副腎性男性ホルモンが大量に出すぎると、テストステロンの作用に似て、男性化症状が出てくることがある。これを「副腎性男性化症」と呼ぶが、そこまでいかなくても、「オテンバ娘」はその一例。お転婆は死語かもしれないが、響きとしては好ましい。

また比較的、毛深い女性にもＤＨＥＡ分泌が多いと考えられる。嘆く方もいるが、私の立場から言うと、むしろ体力や行動力、積極性をつくる内分泌環境のある証しと祝福したいところ。何度も言ってきたが、男性ホルモンと女性ホルモンの両方のメリットを合わせもつ人材が、未来のリーダーシップを握るはずだと、今の私は考えている。

ペニスと乳首は似た者同士

次に女性ホルモンの働きについて取り上げる。ひとことで言えば、男性ホルモンが「男らしさ」の源泉なら、女性ホルモン、とりわけ卵胞ホルモンは「女らしさ」を創造し、それにアクセントをつけているのが黄体ホルモンと言える。

その特徴を色で表現すれば、有名なルノアールの豊満な女性の絵の、燃えるような赤が卵胞ホルモン、淡い青いタッチが黄体ホルモン。男性ホルモンはさしずめセザンヌの黒といったところだろうか。この色をとりまぜて、いろいろなニュアンスの男女のムードがかもし出されていると言える。

さて、女らしさの基本とは、男同様、まず内外性器の発達・成熟。なかでも卵管、子宮、膣という内性器の発達に、卵胞ホルモン、とりわけ最強力の「エストラジオール」が力を注ぐ。生殖器官の要がホルモンの重要な標的になることは、男の場合と同じだ。

なお外性器である大小の陰唇、クリトリスの発達には、卵巣や副腎から分泌される男性ホルモンが作用することに注意する必要がある。**胎生期に、男性ホルモンの作用により、大陰唇は陰のう、小陰唇はペニスの下側を走る男子尿道、そしてクリトリスはペニスに転化した。つまり、女子の外性器は男性外性器のもとになっていて、その「相同性」ゆえに、男性ホルモンに対して似たような感受性を持っていると考えられる。その証拠に、女子に男性ホルモンが多くなるとクリトリスが大きくなり、大陰唇の色素が濃くなったりシワが増えたりする。**

私の友人の泌尿器科医・関口由紀先生の外来では、フェムゾーン（膣と外陰）のかゆみや痛みのトラブルが女性ホルモン治療で改善しない場合に、テストステロンクリームやオイルを使用すると効果が出るのは、会陰部にテストステロンレセプターが多いからで、腑に落ちる生い立ちである。

これら女性内外性器は、10歳前後から分泌が盛んになる卵巣ホルモンの作用で発達・成熟する。そして初潮を迎え、1人前の女になったと表現される。

女性の成熟度を判断する指針として、いちばん目にとまりやすいのは乳房の発達だろう。男の子のペニスの成長ぶりをみるのにも相当する、女子二次性徴のシンボルと言える。実際、乳房とペニス、これに前立腺を加えると、この両者、位置する場所も機能もちがうので、まったく関連性のない臓器と受け取られやすいが医学的には似た者同士。

乳房を解剖学的にみると、お乳を分泌する乳腺の塊りと、その出口である小さな乳頭でできている。対する男性のシンボルも、同じような機能をもつ器官、前立腺とペニスからなっている。ただ、乳腺に相当する前立腺はクリの実ぐらいに小さく、ペニスの根元に埋没していて外からは見えない。かわってシンボルとして大きく発達したのが、乳頭にあたるペニス。

この両性のシンボル、ともに思春期になって分泌が高まるそれぞれの性ホルモン作用で発達し、分泌機能をもつようになる。また両者とも、脳の下垂体が分泌する「プロラクチン」(乳汁分泌刺激ホルモン)の作用を受け、より発達するという類似点もある。しかも、**乳房と前立腺の働きは、きわめて似た性質をもっている。乳腺から分泌する乳汁は赤ちゃんの、いっぽう前立腺からの分泌液は赤ちゃんをつくる精子の、それぞれ栄養物であるところだ。さらに、乳頭もペニスも、皮膚に色素沈着があってやや色が黒く、ともに性的な**

刺激で勃起する。

これほどの関連性の強さにもかかわらず、乳房は女性の美の象徴として、古今、数々の芸術・文学の追求するところとなり、一方ペニスは、いまだになぜか日陰者扱い。だが、男性陣のこだわりは尋常ではない（笑）。乳房を太陽にたとえればペニスは雲間の月のようなもの。いつの日か、男性シンボルも堂々と市民権を得る日がくることを、男性学を学ぶ者として願わずにはいられない。

性ホルモンを生かすも殺すも「レセプター」しだい

同じ男性でも、毛深い人とそうでない人がいる。ペニスの大きさも十人十色。女性の乳房もまたしかり。人によっては、これが悩みのタネにもなるが、いったいなぜこのような差が生じるのだろう？　誰もが抱く疑問にこたえながら、男女両性ホルモンは、実際どのような仕組みで働くのかについて触れていきたい。

そもそもホルモンがその働きを発揮するには、目標の細胞めがけて進み、細胞の核に入って代謝を活発化させなければならない。そのためには、まず活性型のホルモンに変えられたうえで、細胞内の「ホルモン受取人兼運び屋」が必要になる。玄関先に届けられた荷物を受け取り、家のなかに運び、包装を解かなければ意味がないのと同じ。この「受取人兼運び屋」を「レセプター」(受容体)と呼ぶ。キャッチャーとも前章で紹介した。かつては、性ホルモンの刺激があればすぐに作用に結びつくとの考え方が主流だったが、刺激の「受けとめ役」も重要なポイントだ。

そこで問題は、男性ホルモンを感じる感受性、つまりレセプターが体のどこに分布し、その感度の具合はどうか、ということ。

一般的に男性ホルモンのレセプターが数多くあり、その感度も高いとされているのは、男性のシンボルであるペニスを筆頭に、恥丘部、腋下部、声帯、ヒゲの生える口の周囲、

体毛の生える胸や脛、腕などの毛根。またペニスの元祖である女性のクリトリスや大小の陰唇もその支配下にある。男性ホルモンレセプターがない極端な場合は、ほぼ正常なテストステロン分泌能力のある睾丸があっても、一見完全な成熟女性ができあがる。前に紹介した「睾丸のある女性」だ。

女性ホルモンの作用する仕組みも、基本的には同じ。毛深さやペニスの大小のちがいが、分泌されるテストステロンの量と、それを感じとるレセプターの働きの程度で生じるように、乳房の大きさも、女性ホルモン量とそのレセプターの感度で個人差ができる。

また比率は違っても、男女は両性ホルモンを持っているとはすでに述べたが、それに対応するように、男女とも両方の性ホルモンのレセプターを持っている。そのため、男性でも十分な女性ホルモンレセプターを秘めた乳房部が、何かのきっかけで女性のように大きくなることがある。これは睾丸機能の低下などの原因で男性ホルモン量が少なくなり、女性ホルモンの比が多くなっている場合に起こる。逆に女性の男性ホルモンの比が高くなると、女性のクリトリスも、男性ホルモンレセプターを有しているため、かなり立派な〝いちもつ〟にまで発育するケースがある。

「うちの女房にゃヒゲがあり」という古い歌の文句ではないが、女性に薄いヒゲや体毛があってもなんら不思議ではないのも、こういった理由だ。

おもしろいデータとしては、日本人は男でも珍しい胸毛だが、欧米女子学生の約20％に認められたと報告がある。日本人のように黒毛でないので、それほど目立たないのかもしれない。また、**毛根の性ホルモン感受性には、遺伝的、民族的な差がかなりあることは、よく知られている。**

性ホルモン量の個人差、またレセプターのバラツキによって、体の男性化度、女性化度にも差が生じるものの、正常範囲といっても非常に幅が広い。よく私の外来に、「少し男性的」、「女性的な発達が悪い」と心配して相談にくる方がいるが、機能に問題がなければ気にすることはない。

そして、**ペニスやバストをより立派にと願い、性ホルモン量を多くしても、残念ながら一定限度以上には発達しない。**それぞれの局所のレセプター量には上限があり、発育度に生物学的自己制御があると考えられる。水分をたっぷりと吸い込んだスポンジが、もうそれ以上は受け付けないようなものではなかろうか。

ホルモンから見たあなたの男性度、女性度は？

男をつくり、さらに男らしさに磨きをかける男性ホルモン、女をより女らしく女性ホルモン――それぞれの性ホルモンの働きについて、ひととおり説明してきた。また、**男性ホルモンは男だけ、女性ホルモンは女だけにあるのではなく、男女とも両性ホルモンを持っていることも再三強調してきた。**

男と女は川を隔てて相対立する存在ではなく、両者の間にはつながりがある。男女の「連続性」を裏付けるものこそ、我々１人ひとりが持っている両性ホルモンであり、さらに正確に言うなら、その比率。男女性ホルモンの比率によって「性の形態」に変化を生じさせ、「性機能」にも関係し、次の章で述べる「性行動・性役割」にもさまざまな影響を与える。

性ホルモン比率からみた男性度、女性度

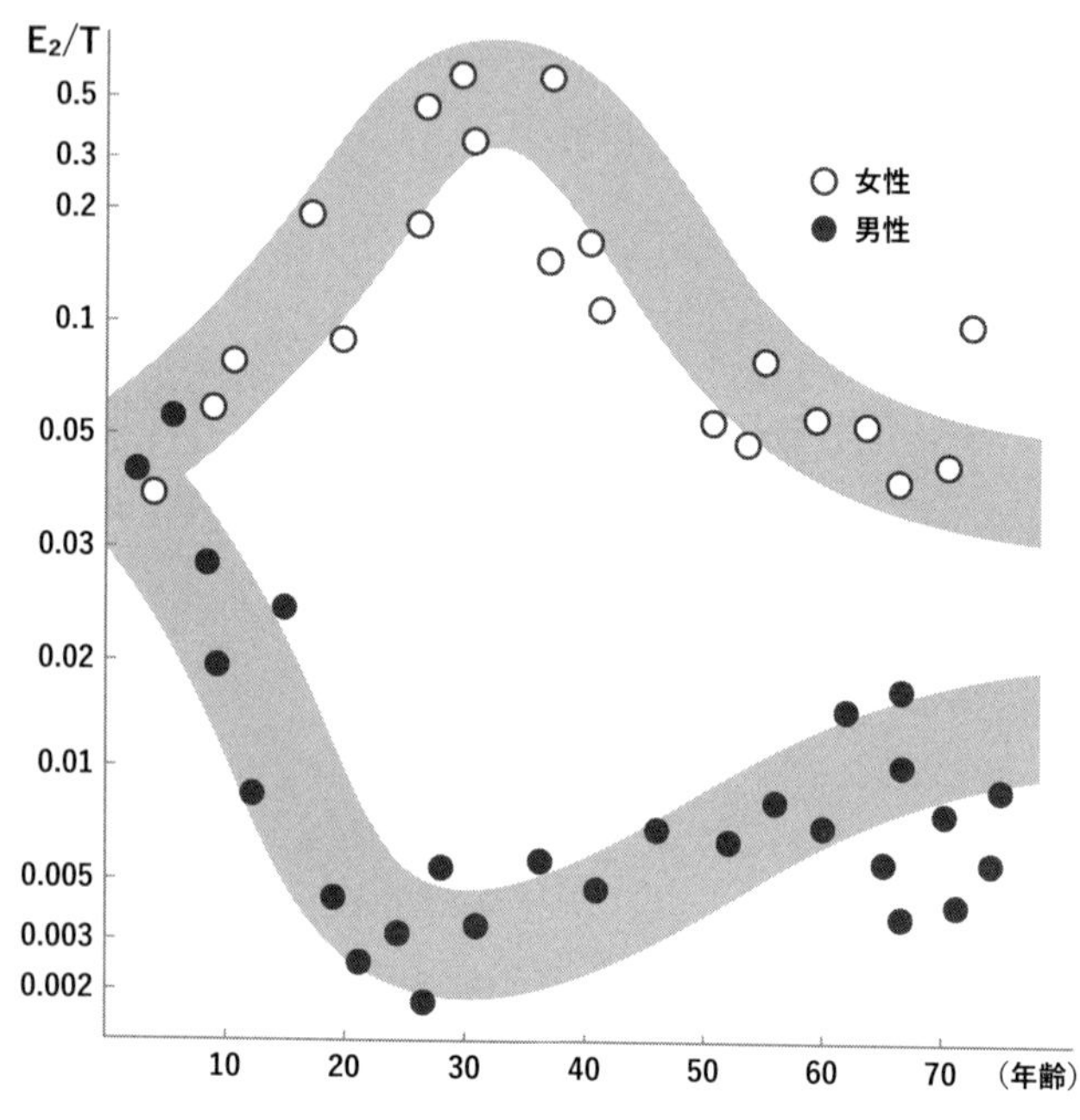

　血液中の男女両性ホルモン値が容易に測定可能になったのは、じつは40年ぐらい前から。測れるようになった当時に、私はさっそく老若男女いろいろな人の血中の両性ホルモン値を調べ、その比をもとに、上図のようなグラフをつくってみた。横軸は年齢、縦軸は、男性ホルモン（テストステロン＝T）を分母、女性ホルモン（エストラジオール＝E2）を分子にとった比率の数値。他の比較的弱い性ホ

ルモンも計算に入れればもっと正確になるが、**E2／Tで大筋のことが言える。**○が女性、●が男性。単純に言えば、分布点が下になるほどホルモンの比率からみた男性度が高く、上になるほど女性度が高い。このグラフを見ながら、男と女がたどる一生を、男女両性ホルモンのバランス、専門的には「内分泌環境」と呼ぶが、その観点からながめてみよう。

まずわかるのは、幼児期は男女とも0・05〜0・03付近の両性ホルモンレベルで、あまり差がない。主要な性ホルモンの分泌源である睾丸、卵巣が、まだ活動していないことを示している。この時期に主に活躍するのは副腎で、その働きは、男女児ともにほとんど差がない。副腎から分泌される男性ホルモンの一部が、肝臓や脂肪組織、皮膚その他で女性ホルモンにつくりかえられている。

さて、10歳前後から性腺の活動が始まると、男性ホルモンと女性ホルモンの比率が急速に変わってくる。思春期を過ぎると、男性ではTが小児レベルの10倍近くに上昇し、0・003程度になる。女性ではE2が10倍近く上昇し、0・3程度になる。この上昇経過が睾丸や卵巣が本格的に動き出す思春期の性成熟過程を物語っている。**成人男女を比較する**

と、E2とTの比率には、じつに100倍の違いがあることになる。ただし、その場合でも、それぞれの血中の異性ホルモンは相対的に少なくなるだけで、まったくのゼロになるわけではない。

テストステロンは塩で、エストラジオールは砂糖

20歳から30歳前後が、性ホルモンレベルの面からみた男女差がきわだって目立つ時期。このピークを過ぎ、40歳から50歳代にさしかかると、それぞれの分布点を結んだ曲線は特徴的なカーブを描くようになる。

女性の場合はとくに著しく、ある時期を契機に、ほぼ一定レベルに落ち着く。閉経により、卵巣からの女性ホルモン分泌がなくなり、E2とTの比が小児と同じ比に戻る。これを女子の「内分泌学的性の子ども返り」と呼ぶ。もちろん、実際の子どものようになるわけではなく、また「女でなくなった」と判断するわけでもない。ただこの性ホルモン比の

動きが、中年以後の精神、行動にいろいろな影響を与えるのは否定できない。あとで述べるが「性役割」における「中性化」の問題とも少なからず関係があるのは、みなさんも察しがつくはずだ。

閉経後の女性ホルモンは、主として副腎性男性ホルモンが脂肪組織で転換されるものがほとんどで、脂肪が多く、太っている人ほど女性ホルモンが多いという統計もある。中年以降、ややふくよかな女性のほうが女っぽく感じられるのも、そのせいかもしれない。また、男性も中高年以降に肥満傾向にあると、脂肪でテストステロンがせっせと女性ホルモンに変えられるので、その比率はあがるので女性っぽさが増す。

いっぽう男性はかなりバラツキがあるものの、きわめてゆるやかなテンポでのE2：T比の変化が起きてくる。70歳代の老人で、ちょうど成人と子どもの中間くらい。年をとっても睾丸の能力は、さほど急激に衰えないことは、男性諸君にとっては励みになるデータになるかもしれない。しかし、やはり老年時の性ホルモン比が中性レベルに近づくことは、女性の性ホルモン比の中性化と相まって、興味深いものがある。また、男性で問題なのは、中年以降の個人差が大きいこと。熟年になっても長く睾丸の血液循環や神経刺激を保つために、「性は脳なり」を念頭に置き、心身ともに活力ある行動的な生活が望まれる。

平均的な正常人の血中の性ホルモン比率が、年齢とともにどう変わるかをながめてきたが、早くから性腺機能の悪い人々の比は、またさまざまだ。

たとえば「クラインフェルター症候群」(性染色体構成がXXY型)や、「類宦官症」の男子は、成人男子と子どもの中間点、「ターナー症候群」(性腺無形成のXO型)の女子は子どものレベルにとどまるという具合だ。

なお同じ人の体のなかでも、場所によってその比率はちがう。たとえば前立腺の男性ホルモンは血中濃度の2~3倍、子宮の女性ホルモンは同じく20倍。前項で説明した性ホルモンレセプターの多い部分に、その比率が高く認められるのは当然のこと。

このほか、さまざまな環境の変化に伴う、肉体的、精神的条件により、両性ホルモン比率は、その影響を受けるという報告もある。いずれにせよ、ややオーバーな表現をもってすれば、**一生を通じて変わりゆく性ホルモンバランスの上にたって、私たちは男として、**

女として、あるいはその中間的な色合いも加味しつつ、一個の肉体と精神を維持している、ということができる。

男性ホルモンと女性ホルモンがその人の体のなかで、どんな力関係をもち、作用するのかの詳細については、今後の研究を待たねばならない。特に、男性のなかで女性ホルモンがどのような働きをするかに関しては定説がなく「幻のホルモン」とさえ言われている。ただ興味深いのは、女性ホルモンが男性ホルモンの働きを中和する作用があること。この点を利用して、たとえば男性ホルモン依存型の「前立腺ガン」の治療には、女性ホルモンの大量投与が行われる。

逆に、男女性ホルモンの比率によっては、女性ホルモンが男性ホルモン作用に相乗的増強効果を示すという報告もある。両者の関係は砂糖と塩のようなもので、甘味や塩味が両者のまぜ具合で、強められたり弱められたり、お互いのうまみを引き出すのと似たところがあるかもしれない。

第５章

らしさの研究
～セックスとジェンダー～

性の役割をどう演じるか

最初にもふれたが、「らしさ」の考え方が、『アダムとイヴの科学』が出版された昭和56年と、令和とでは大きく変わった。生物学的に男女二つにわけられているが、実際、心も体も、100%男、100%女というほうが珍しいこともわかってきた。個々人の、胎生期に浴びたテストステロンシャワーの度合いや、男女性ホルモンの比率、誕生後の教育や生活環境が複雑に絡み合いながら、それぞれの「らしさ」を獲得している。

たとえば、男という人形は本体をつくられ、それらしい衣装を着せられる。これから、いよいよ人生という晴れの舞台に立つのだが、ただ黙って立っていては話にならない。男という役割を演技してみせなければならない。つまり、男の「性役割」。英語でいうところの「ジェンダー・ロール」(gender role)をもつということだ。

ところで、なぜ「セックス・ロール」とは言わずに、「ジェンダー・ロール」と言うか。「セックス」も「ジェンダー」も日本語には「性」という**訳語しかなく困るのだが、大雑**

男がつくられる過程を人形劇の人形に例えると…

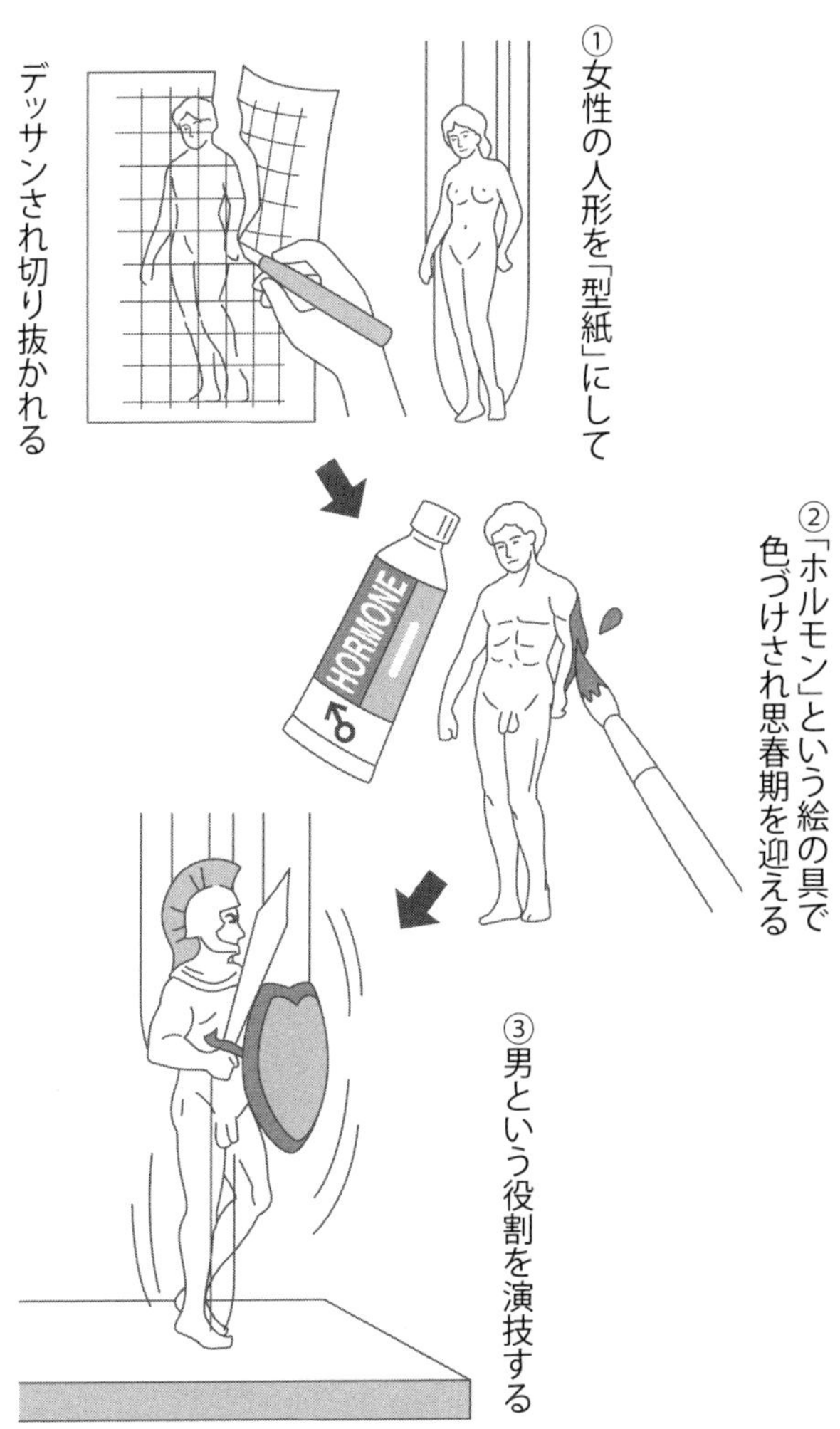

把に次のように考えておけばよい。つまり「セックス」のほうは、生物学的なオスとメスの性の区別。「ジェンダー」のほうは、その「セックス」をもった者の生き方、言いかえれば、社会学的な、文化的意味合いを持った広い意味での男と女の区別。

ギリシャ語、ラテン語、さらに現代英語をのぞいたドイツ語、フランス語などのほとんどのヨーロッパ語には、男性名詞や女性名詞がある。それらの外国語を習い始めのころ、なぜめんどうな区別をつけるのか、いぶかしく思った人も少なくないはずだ。たとえば山や足は男性名詞で、海や手は女性名詞。このような物の性別を「ジェンダー」と言うが、国によっては中性名詞もある。ますますややこしい。しかし、彼らは生物ばかりでなく、人間の周囲の森羅万象すべてに、男女、そして中間の性があると考えているのだ。

これはあくまで私の推論だが、狩猟民族であるヨーロッパ民族は、その生活の基盤から必然的に生物の性を強く意識して暮らしていたのではないか。その生活感覚のなかから、すべてのもののなかにも「性」を見いだし、割り切った性の認識に立って、言葉も文化も発展させてきたのだろう。

　それに反して私たちのような農耕民族には、そのような性差の意識が弱く、物の名前に「ジェンダー」を加味する文化的必然性がなかったのではないか。しかも、おもしろいことに、私たちの使う「性」の字は、「生」に「心」を意味するリッシン偏をつけて、むしろ「ジェンダー」を意味するような語感をもっている。そのためか、性に対する即物的な表現をさけ、情緒的なレベルでの男言葉、女言葉を発展させている。

　そのような男女の役割＝ジェンダーを支える、いいかえれば、私たちが男として、また女としての人生の役柄をこなしていく場合、男を男たらしめ、女を女たらしめる要因が２つある。

　第一は、男として、女としての体質からくる自然発生的な生活のあり方。ひとことで言えば、男は男性ホルモンという生理的な条件によって誘発される、外向的、攻撃的な生き方。女性は、体質的、生理的条件を背景に、内向的、保護志向の強い姿勢で生活している。

　第二は、そのような体質の男女が社会組織をつくり、生活を営んでいくうえで、しだいに習慣が生まれ、生活分担が決まってくるが、それにそった生活のあり方。それにつれて、その生き方をより完全なものにしようと、教育やしつけの方向づけが意識的に生まれてきた。

私たちの日常の性役割は、自然発生的ジェンダーに人工的ジェンダーが加味されてできあがっている。そしてこの2つの性役割はきわめて密接につながっていて、結果的には1つの連続したものとしてできあがっているのではないか。そのため、性役割の別な表現である「男らしさ」「女らしさ」の分析を行うとき、医学的立場では前者に力点が置き、心理学や社会学的立場からは、後者に力点が置かれて論じられている。まあ、かみ合わないのは当然のことである（苦笑）。

有名なボーボワールの著書『第二の性』の冒頭をかざる「女は女に生まれるのではなく、女につくられるのである」という名句とか、文化人類学者のマーガレット・ミードの言う「男女の性役割は社会的条件や環境によって逆転することもありうる」などという主張は、その性役割形成の教育的価値を重視した考えに立っているといっても過言ではない。

これらのジェンダー論については、私も文科系の男性学研究者の先生達と随分と議論を重ねたが、相容れないままである。

「性役割」最大の目的は、よりよき子孫を残すこと

人間の性のあり方が、動物のそれにくらべて複雑なことは確かだ。しかし、人間も動物であることに変わりはない。そして、その生物学的規制を離れて生きることはできない。この章では、男らしさ、女らしさの根底にある生物学的基盤を考えていく。

世に出ている多くの男女の性役割「らしさ」の研究は、どちらかというと男女のもつ生物学的役割規制は、すべての人が同じであるとの考えからスタートしている。そして、後天的な学習などによって、個人の性役割の決定的な方向づけがなされるという主張が多い。

しかし、医学的に言えば、各個人の生物学的性役割の方向づけは、バラツキがあり、し

かも男と女の境界も、必ずしも決定的なものではない。これまで説明してきた形態や機能の性分化と同様に、ジェンダー・ロールもいろいろに性分化する可能性をもっている。その理解のうえに立って、さらにそのうえに重ねられ、彩られる学習的性役割の意義を考えなければ、人間の性役割、男らしさ、女らしさの意味を本当に理解できないのではないかと思う。

ところで、男と女、オスとメスとの性役割の区別は、何のためにあるのか。動物の場合は、ひとことで言えば、子どもを作って子孫を残すため。授精と産卵・出産を目的とする「性行動」が、性役割の「核」とも言える。

深海に住むチョウチンアンコウのオスは、ほんの小指の先ぐらいの大きさしかなく、メスのお腹に食い込むようにくっついている。脳をはじめ、目や口などは退化し、ヒレも痕跡しか残っていない。そして、主に精巣だけとなってしまい、メスに寄生して生きている。これ以上完璧な髪結いの亭主はないとさえ思える。

これなどは、深海という悪条件の生活の場では、オスとメスがなかなか出会えず、そのため一度会ったら終生離れずにいられるようにという、神の思し召しの所産だろう。大量の卵を産まなければならないメスの体が大きいのは合理的なのだ。授精と産卵という性役割を、きわめて特殊な形で分担している例と言える。

しかし、こうした特別な例を除けば、脊椎動物のほとんどが、それも高等になればなるほど、複雑な性役割を演じなければならないようにできている。なぜ、こんなめんどうな仕組みになっているのか。

その点についてくわしく説明すると、それだけで一冊の本になってしまうので、ここでは簡単に触れておこう。つまり、オスは、よりすぐれたオスとして自己を方向づけ、それによりすぐれた子孫を残そうとする。たとえばオスのライオンは立派なたてがみをなびかせ、オスのシカはツノの雄々しさ、美しさを誇示する。これらは、よりよきパートナーを求めるための自己ＰＲであり、またライバルに対し優位さを示す表現にもなっている。

「性役割」の基本も女性型

以上のような理由で動物は、生殖とそれを目的とした性行動を中核にして、それにまつわるさまざまな行動形態によって、個々の性役割をつくりあげている。人間においても、文化という修飾によって、かなり強調させられている部分も少なくないが、やはり男らしさ、女らしさの中身は、動物学的なニュアンスであることは否定できない。

ところが人間の場合、男が男らしく、女が女らしく生きるという生物学的定石が、必ずしも成立しないことがある。かなり様変わりした性役割をもっている者も、ときどき見かける。どこから見ても立派な男性なのに、男としての性役割を拒否して、女として振る舞う男性もいる。あるいは逆に、女が男のごとく振る舞う者もいる。そこまで極端ではなくても、ものの考え方やしぐさのなかに、どことなく女性的なニュアンスの混じる男もいれば、その逆に、男っぽい女性がいたりすることは、日常的によく経験する。

つまり、男に生まれたから男らしく振る舞うのがあたりまえ、とはいいきれないところに、人間の性役割の複雑さがある。それが文化的な修飾によるものか、本質的な生物学的理由があってのことか、きわめて興味深いところ。人間の精神的、行動的内容が複雑であるほど、この分析は難しい。

しかし、だからこそ、まず私たちの基本的な性役割の方向づけの基礎を理解しておく必要がある。すなわち、男を男らしく振る舞わせるのは何なのか、男の行動の「男らしさ」に程度の差が出るのはなぜなのか——医学的、生物学的な男の役割の分析だ。

この点について、男の肉体が、女性型を基礎にして、テストステロンという創造の斧によって形づくられ、成熟することは、すでに見てきたとおり。性役割のほうも、これと同じく、女性タイプを基礎にして形成される。テストステロンの存在が性役割の性分化を推進する、と言いかえることができる。テストステロンがなければ、そのまま女性的な性役割に従って行動するようになり、**テストステロンの存在が、男性的役割を遂行する能力を与える。**

この「性役割の性分化」は、男としての体の形態や機能が、女から男へと分化するのと並行して進んでいく。だから、その途中の段階で分化がうまく進まなくなることもときどき起こりうる。そのため、ひと口に男といっても、男らしさにさまざまなニュアンスの違いのある男が出現してくることになる。

「らしさ」の原型は、生まれる前にセットされる

性役割の性分化を生物学に方向づける要因を整理すると次の3つに分けられる。

① Y染色体
② 脳の性分化
③ 性成熟過程での性分化

これらの要因が重なりあって、いわゆる「男らしさ」「女らしさ」の基礎がつくられていく。

①のＹ染色体は、第1章で明らかにしたように、男の性腺＝睾丸づくりを導く。いわば男をつくる一番の基本。これが男の「性役割」にどう関係するのか、いまのところ明確な結論は出ていない。ただし、Ｙを２つもつ「ＹＹ症候群」の人は、一般の男性にくらべ、背が高いばかりでなく、攻撃的性格が強いとのデータがある。積極さ、攻撃性を男の特性の１つとすれば、Ｙ染色体の働きがここに関与していることは十分に考えられる。

次に②の脳の性分化は、視床下部にある「性中枢」が、出生前に、基本の女性型と改造された男性型に分けられることは、すでに説明した。女性は「周期性」を留め、男性は、睾丸からの大量なテストステロンシャワーを浴びて、周期性が破壊される。そして、思春期に至ると性中枢が目ざめ、性ホルモンの分泌が活発になり、男女それぞれ特有の生理機能を開花させるようになる。

この脳の**性分化の際、性中枢と同時に、視床下部の上部周辺にある大脳辺縁系の一部もテストステロンの作用で性分化される。**この点がこの章の重要なポイントである。

大脳辺縁系とは、喜怒哀楽などの感情、あるいは本能面をつかさどり、「情動脳」とも呼ばれる。つまり、情動脳の性分化とは、ものの感じ方や行動のとり方でも、女性型と男性型の2通りがあることを意味する。このような、人間を人間としてあらしめる基本的な活動を支配する能力の原型が、すでに出生前にセットされ、しかもその内容が男と女では異なることは、大いなる注目ポイントだ。

この間の事情を物語る興味深い事実として、ドイツ人学者から次のような研究報告がある。母親の胎内で第二次世界大戦を経験した男性に、ホモセクシャル的傾向のもの、言いかえれば女性的な役割をとりたがる者が他の年齢層に比べて多いというもの。これは、戦争という厳しい情勢のなかで、母親が受けた精神的ストレスが男子胎児のテストステロン分泌を低下させたためではないか、と説明されている。つまり、テストステロン分泌の不十分さが、性の形態の性分化を中性化するほどではなかったものの、脳の性役割・性行動中枢を完全に男性化できなかったと考えられる。

逆の例として、妊娠中、流産防止に合成黄体ホルモンを使うと、女児の外陰部が男性化する例があることは、すでに説明したが、外陰部がはっきり男性化しないような場合でも、生後、男っぽい性格のお転婆な子に育つことが多いという報告がある。合成黄体ホルモンのもつ軽度の男性ホルモン作用が、外性器を男性化するだけでなく、脳の性的性格形成にも男性的なニュアンスをつけたということになる。

また動物実験では、次のような調査研究がされている。たとえば、メスネズミの脳の性分化が行われる時期に、大量の男性ホルモンを投与すると、メスに対して積極的なオス型の性行動を示す。それほどではなくても、オスが背中に乗ろうとすると、オスを迎える反応を示さず、厳しく蹴とばして拒否反応を示した。逆に、同じ時期のオスを去勢すると、オスでありながら、同じカゴに入れられたオスに対し、メス型の性行動で接するようになることが明らかになっている。

これらのデータをまとめてみると、性役割・性行動の中枢も性形態の場合と同様、基本は女性型にセットされている、ということが考えられる。そこにテストステロンが作用することで、男性型性役割・性行動に「配線」が変えられる。

「情動脳の性分化」によってセットされた性役割の原型に、さらに磨きをかけ、アクセントをつけるのが、③の性成熟における性分化。活発に分布されるテストステロンの作用によって、いわば②でセットされた性役割という「配線」が、実際に行動できるように着々と準備が整えられることになる。

男の子が思春期になると、積極さが増し、攻撃的になることはよく知られている。ある研究は、青年の攻撃的性格と血中テストステロン値を比較すると、かなり高い正比例の関係を示すことが明らかになっている。

サル山の雄の血中テストステロンを測定したところ、乱暴で力があり、ランクの高いものほど、その値が高いという成績になったとの報告がある。またメスザルでも、積極性のあるランクの高いものは、血中テストステロン値が高いというのも興味深いところだ。

実際、人間でも社会的にバリバリ活躍している女性は血中テストステロン値が高いという報告が多数されている。

文化や時代の変化とともに「性役割」も変わる

以上の①・②・③は、性役割の性分化をいわば先天的に方向づける要因であり、これを仮に「内的因子」と呼び、これに対して、教育や環境などによる性分化は「外的因子」と呼ぶことにする。

生まれてきた赤ちゃんは、まずミルクを飲ませてもらい、その命をはぐくまれる。同時に、成長するにつれて、母親をはじめとする周囲の人びとから意識的、ときには無意識に、さまざまな形で「男の子らしく」あるいは「女の子らしく」あることを期待され、要請されるようになる。女の子はピンク系、男の子はブルー系の衣服を着せられるという一般的な風潮はいまだにある。男の子が泣くのは男の子らしくなく、女の子が木登りをするのは女の子らしくないという世間の目も、しかり。

長じて学校という集団生活で、ものの考え方、体つきのちがいなどの男と女の差を、その目で実感し、さまざまな「教育」で学びとっていく。「男のくせに」「男たるもの」「男のメンツ」など、実態のさだかでない「男性像」も、また「女のしとやかさ」「女のやさしさ」などという「女の生き方」も、このような社会的環境、経験的学習のなかで形づくられていく。さらには、法律までもが男女の性役割の一面を規定していることは、具体例を示すまでもない。

ところで、このような**「外的因子」としての性役割は、本来の意味の性役割＝生殖のための性行動に対し、いわば人間の知恵（悪知恵も含めて）が生み出した「文化的修飾部分」としての性役割と考えることができる。**したがって時代とともにその内容が変わり、地域によっても差が生まれる。文化の変貌が即、性役割の変化をも意味しかねない。

たとえば、家事の男女平等分担は、いまや常識となった。さらに、避妊技術、人工妊娠技術などの進歩と普及により「性の解放」が叫ばれ、「性と生殖の分離」の傾向は、さらに強くなっている。おのずと、**男女の性役割も、従来のものとは大きく違っている。**

これらの点については、後で触れるとして、いま述べたような、さまざまな性役割の「外的因子」は、先の「内的因子」とどのような関係にあるのか。

ひとつのたとえで説明すれば、ちょうど一人がボールを投げ、もう一人がそれを受けて投げ返すことでキャッチボールという遊びが成立するように、一個の人間のトータルな性役割は、両因子のキャッチボールによってつくられる。

次のように言うこともできる。テストステロンの分泌が十分で、男性役割の「配線」が完備していることは、キャッチボール用の「立派なボール」を持ち、投げ方も知っているということ。ただし、それだけでは宝の持ち腐れ。こちらの投げたボールを受け止め、投げ返してくれる相手が必要になる。相手の受け止め方、また投げ返し方に応じて、こちらはふたたび投げ方に修正を加えて、バランスのとれたキャッチボールになっていく。

社会的・文化的環境というキャッチボールの相手は、本来備わっている内的因子としての性役割に、ときに磨きをかけ、また、ときには軌道修正もしてくれる、と考えればいいのではないか。

そして、できあがった「男らしさ」「女らしさ」という個人の人格と、その表現としての行動をすべて包み込んだ意味での典型的な「性役割」を、簡単にまとめてみると次のようになる。

男性的役割→攻撃的、積極的、客観的、論理的な行動表現
女性的役割→保護的、依存的、主観的、感情的な行動表現

この2つの生物学的な内的因子のグラデーションに、外的因子が加わり、それぞれの「自分らしさ」ができあがるということだ。

隠し切れない「内なる男の炎」男っぽい女の子と、女っぽい男の子

性役割の性分化を方向づける要因について、ひととおりながめてきた。

基本は女性型。これにテストステロンの作用で「情動脳」が男性型に性分化され、思春期を経て、さらに磨きがかけられる。いっぽう、これらの「内的因子」と並行して「外的因子」の影響も受け、トータルな意味での「性的ニュアンスのある人格」が形成されるこ

とになる。

そのようにいくつかの因子が、相互に影響しあって〝性ある人間〟をつくりあげていることは、多くの研究者の意見も一致している。しかし、どれがもっとも基本的な意義をもつかという点になると、学者により、かなり解釈が異なる。性役割の内容は、それだけ広範囲で多彩である。

たとえば多くの心理学者が、性役割を方向づけるのは、生まれてからの家庭や社会生活上のしつけ、教育によると主張する。そこから「僕はこういう男」「私はこういう女」という性の自認が生まれ、自意識と環境とのやりとりのなかで、それぞれの性役割がつくられていく。

そして環境が変われば、そのつくり出される役割のニュアンスも異なって来る。中性化時代を経て、ジェンダーレスがむかっている世の中で、「やさしさ」「アグレッシブ」などは男だから、女だからというのはナンセンス。今や多くの女性の首相の活躍に、驚かない時代に移り変わっている。

このように社会的環境が性役割に影響することは否定しない。しかし、それにしても、それが本質的な性役割の創造力になっているのか、という疑問がある。いかに人間が、著しい発達をとげている大脳皮質の働きのもとで、**文化的な修飾が極度に進んでいる存在だとしても、やはり哺乳類霊長目ヒト科に属する動物であることは免れられない。**私は本質的なところで、性役割をつくりあげる「核」になる確固たる生物学的な因子が存在するはずと考えている。

それは、長年にわたる性異常例の治療経験から得た実感に由来するものだと思う。それを裏付けるデータを、医師としての臨床経験から引き出そうとすれば、きりがないほどある。なにしろ60年以上やってきたので。少し極端な例を2つだけご紹介する。

◆A君の場合

A君はあるスポーツの「女子の部」では、日本のトップクラスの選手。睾丸がありながら、形態の性分化の際の男性化が弱く、外性器を女と見間違いされ、女として出生届けも出された。本人自らも自分は女だと思い、両親や周囲も女であることに少しも疑いをもたずに、懸命に「女らしく」育てようとした。ところが小さいころから動作、振る舞いが「男っぽく」、体力も「女子」のなかでは群を抜いていた。その後、スポーツの世界に進み、ある大会のセックスチェックで、じつは男であることが証明された。

◆Bさんの場合

Ａ君とは逆に、外性器が男性化し、本人も両親も「男の子」のつもりで生後数年を過ごしていた。ところが、「男の子なのにおとなしすぎる」と、ご両親が私の外来に連れてこられた。検査の結果、女の子と判定された。母親が妊娠初期に流産防止のため、男性ホルモン作用のある合成黄体ホルモンを服用していたことがわかった。

歌舞伎の女形（おやま）の家系を考える

Ａ君の場合は「男性半陰陽」、Ｂさんの場合は「女性半陰陽」の例である。

A君のような、性分化の項で説明した男性半陰陽の例は、大なり小なりの似たような生いたちを語ってくれる。どうしても女の子のような遊びになじめず、男の子たちとボール遊びをしたり、木に登ったり、とにかく活発な子として大きくなっていることが多い。そしてほとんどは、学校や地区のスポーツ大会で選手として活躍している。

またBさんのように、母親が弱い男性ホルモン作用のある合成黄体ホルモンを服用した女の子は、外陰部が男女中間型になるばかりでなく、正常の女の子たちよりもお転婆な子が多い。しかしこのように、「男の子」として評価してみると、やはり元気のいい男の子たちの仲間入りはできない子であったというのは、興味深いところだ。

さらに同じ「女性半陰陽」でも、副腎からの男性ホルモンが大量に分泌するために起きる先天性副腎性器症候群の女の子は、生後も副腎から男性ホルモンが出続けるため、その「お転婆」傾向はさらに増強される。まだ睾丸からの男性ホルモン分泌が始まらず、男らしさを強める因子のない同じ年頃の男の子たちよりも、ずっと威勢がよく、男の子たちを従えて、女ガキ大将になっていることさえある。

このような極端な例ではなく、いわゆる正常な場合でも、これに類似した経験をお持ちのご両親は少なくないはずだ。男の子はどんなにしつけを厳しくし、おとなしい子に育てようとも、男の子らしい活発さは消えない。女の子では考えられないいたずらをしでかし、周囲を手こずらせるものだ。また、お姉さんたち女の子の多いなかで育った男の子は、はじめのうちこそお人形さんなどを相手にしているが、すぐにあきて、動きのあるオモチャに興味を示す。とにかく男の子は、女の子に比べて一般的に乱暴で育てにくい、とされるのも、この辺の事情を物語っている。

さらに、次のような例はどうだろう。歌舞伎の名女形、中村歌右衛門や坂東玉三郎に見られる体質的なものは、いわゆる立役者の尾上松緑(しょうろく)や松本幸四郎にはない。ヒゲの濃い筋肉質タイプの役者さんには、どう無理しても女形はむかないだろう。

逆にまた、宝塚の名男役とうたわれた越路吹雪や鳳蘭には、佐久間良子や三田佳子などのいかにも女っぽい体質は感じられない。だれでもがこのような男役をこなせる体質をもっていないことは異論がないはずだ。

以上、いくつか例をあげて見てきたが、「隠すより現わる」という形で、テストステロンが男としての「らしさ」を形成する核になっている点、お分かりいただけただろうか。教育や社会環境の影響もさることながら、それだけでは制約しきれない「内なる男の炎」こそ、男の役割の根本にある。

ホモセクシュアル傾向は胎児期から

生物学的な男として性役割を形づくるのは、「内なる男の炎」つまり、テストステロンだと力説してきた。その基本的な方向づけは、出生前の脳の性分化の時期に行われることもすでに述べたとおり。**もともとは女性型にセットされ、男女どちらにも分化しうる可能性をもった情動中枢が、テストステロンの作用により、男性型に配線が変えられる。**

さらに、出生後の成熟過程で分泌される男性ホルモンが、その基本的方向に拍車をかけ、男らしさに磨きをかける。少し割り切りすぎた説明かもしれないが、簡単に言えば、そのように理解していいだろう。そして女性ホルモンは、その女性型を促進し、より典型的なものにするように働くと考えられている。

ところで、この出生前と出生後の性役割をつくりあげる因子の、どちらがより決定的な影響力をもつのかは、じつは簡単に論じられない問題である。さまざまな性役割の表現、行動のなかで、もっとも端的な形であらわされるのが性行動であるのはまちがいない。性行動がすぐ性役割と結びつくのかと疑問はあるかもしれないが、性行動を起こす本能が日常生活のなかで表現されるときは、一般的な性役割という形をとる。逆に言えば、性にもとづく情緒や行動のもっとも極端な形として、性交があると言える。

でも、この性行動を通しての、出生前と後の性役割の方向づけの強弱を探ろうという試みですら、まだまだ日が浅い。しかも、動物実験の域を出ず、大脳新皮質の発達した複雑な人間研究となれば、医学、心理学、行動科学、文化人類学などの広範な分野の学者が共同して行っているが、まだまだ時間がかかるだろう。

というわけで、現時点で知りえたいくつかの、主として動物による実験データをもとに、性役割づくりにおける出生前および後の「内なる炎」の相関関係を推定してみる。人間の性役割の性分化を考えるうえで、「文化的修飾」のない、基本的とも言える動物の性行動がどのようなプロセスで性分化するかを考えてみるのも参考になると考える。

オスネズミの脳の性分化の臨界期に、男性ホルモンを大量投与するという実験を試みた。その結果、性腺刺激ホルモンの分泌調節をする性中枢の発達に障害を起こし、思春期の初来がかなり遅れた。正常では60日くらいのところ、100日を要した。その後、性ホルモン分泌機能が、ほぼ正常にもどったところで、性行動を調べた。大量の男性ホルモンが、性行動をつかさどる性行動中枢にも、なんらかの影響を与えているはずだと考えたわけだ。

発情したメスと同じカゴに入れたところ、性中枢が正常化され、男性ホルモン分泌がほぼ十分になったにもかかわらず、オスとしての性行動が大変弱いことがわかった。しかも投与ホルモン量は、性中枢の発育遅延度に影響はなかったものの、多くなるほど性行動中枢を強く抑制するというデータが示された。**男性ホルモンと言えども過ぎたるは及ばざるがごとし、なのだ。**

さらに注目すべき結果がある。その男性ホルモンを大量に与えられたオスの睾丸を取り、女性ホルモン及び黄体ホルモンを投与して発情させ、カゴの中に正常のオスを入れて、メスとしての性行動をどの程度、示すようになるか調べてみた。すると、オスとしての性行動の低いものほど、同じネズミがメスとしての性行動をより高い頻度でとることが明らかになった。

要するに、個体はオス、メス両者の性行動をとれる可能性があるが、オス化が不十分なものほど、その分メス的性行動をより多く残している。オス的性行動能力とメス的性行動能力と反比例の関係で同一個体に存在している。性の形態の場合と同じに、オスとメスの性行動性分化の中間型は連続的に分布している可能性があることを示すデータと言える。

そして、もう一点明らかになったのは、次の事実。性ホルモンの分泌をうながす性中枢は正常化しても、なお性行動中枢は異常を残しているということ。同じ男性ホルモンの抑制作用に対し、「性中枢の性分化」以上に「性行動中枢の性分化」が、より強い影響を受けたのである。

このことは、人間の場合、ホモセクシュアル傾向をもち、女性的な性役割をもちたがる男性でも、性中枢機能によってうながされる性ホルモン分泌は、ほぼ正常か、やや低い程度のものがほとんどであるとされていることを思い合わせ考えると、大変に興味深い。あえて極論すれば、出生後に分泌される男性ホルモンより、出生前の脳の性分化における男性ホルモンの作用のほうが、その人の性役割に大きな影響を及ぼしている、と言えないこともないと考える。

「性度テスト」にみられる「らしさ」の秘密

男としての役割をどう演じるか、言いかえれば、何が「男らしさ」をつくりあげるのだろう。**基本的な方向づけは出生前の脳の性分化の時期になされ、出生後の性ホルモンの状態が、より強力なアクセントをつけることになる。**これを「内的因子」。さらに彩りのあるベールをかぶせるような、環境や経験、学習によって獲得する性役割がある。それを「外的因子」と名づけた。

TATに使う絵のイメージ

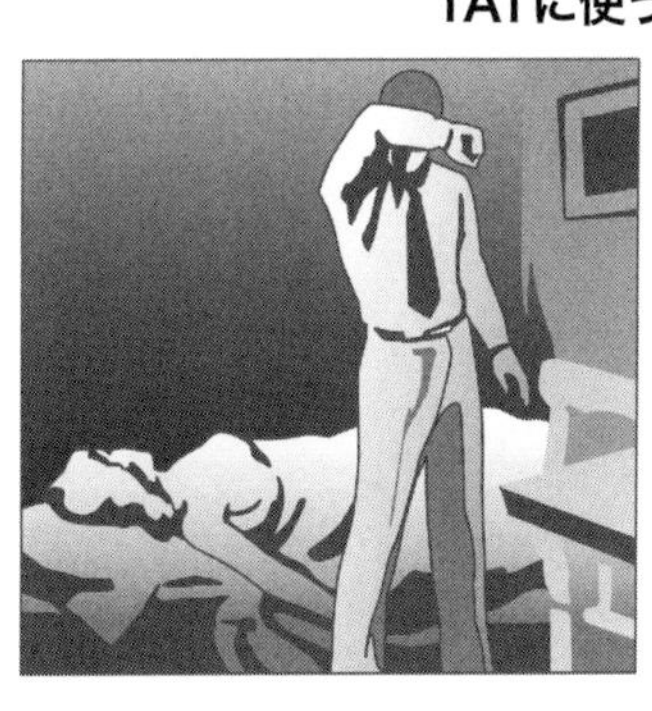

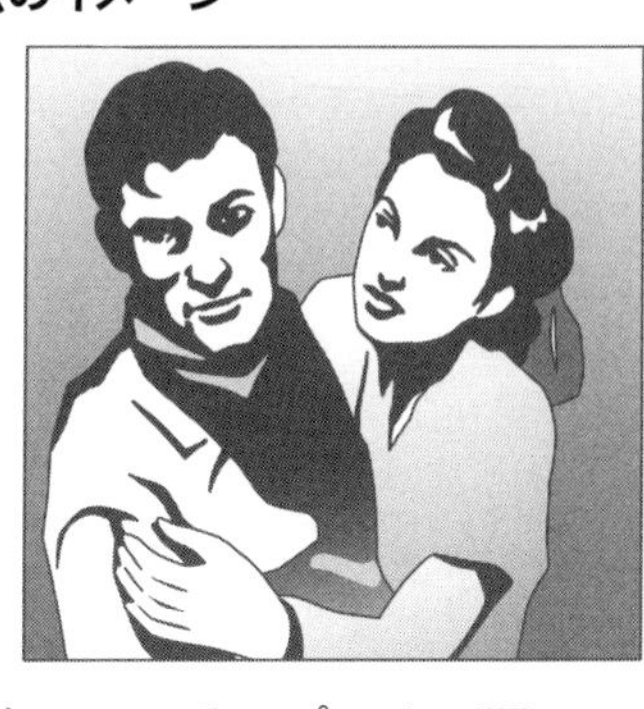

以上のようにしてつくりあげられる性役割を、たとえば「ピアノ協奏曲」の作曲と考えてみよう。主題と楽想を決めるのが脳の性分化で、それをもとに、はっきりした形にピアノの部分の譜面を書きあげるのが、生後の性ホルモン。そして、それにオーケストラ部分をつけて華麗なる協奏曲に完成させるのが、性の文化的な修飾、つまり外的因子である。

では、このようにつくりあげられた私たちの性役割を簡単に、すなわち「男らしさの度合」、「女らしさの度合い」を判定する、なにかよい方法はないものか。もちろん、１００パーセント精密と言える方法は難しいが、いちおうの目安として、現在、臨床心理学の分野で用いられている「性度テスト」と、その成績のいくつかを紹介しておこう。

性成熟度と攻撃的性格、男らしさの関係

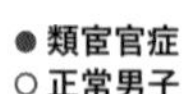

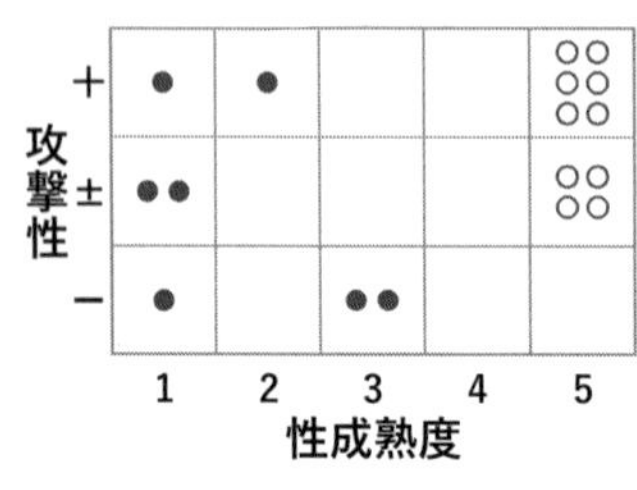

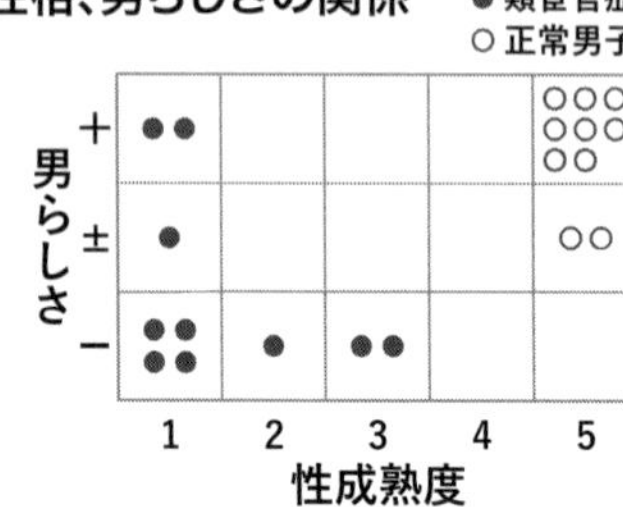

テストの主な対象者としては、類宦官症の男性を例に取りあげる。たびたび登場する類宦官症とは、性の形態はほぼ正常に分化しているが、思春期になっても睾丸機能の発達が悪く、テストステロンの分泌がきわめて低い男性である。一般に色白、内気でおとなしく、男性的成熟が悪いため、当然、男性としての性行動能力の発達も十分ではない。このような症例の性成熟度、攻撃的性格の強さ、心理的な男性度などの相互関連性を調べることによって、思春期後における性成熟が、どのように心理的性度に影響するかを検討してみた。

前頁のような絵を何枚か見せて、その絵の解釈の仕方で心理的な反応を調べるＴＡＴ（主題統覚検査）や、未完成な文章をまとまった文章に完成させるＳＣＴ（文章完成法）などの「投影技法」によるテストを試みた。

その結果、肉体的な男性成熟度を示す陰毛の発育度と攻撃的性格は、ある程度の正の相関性を示すことが明らかになった。総合的な男性的性度での判定も同様に、体の男性的成熟が進んでいる者ほど、男らしさが高いという結果になった（右図）。

次におこなったのはロールシャッハ・テスト。インクのシミのような不定形の図形を見せて、連想したものを答えさせるテストである。成人で、知能指数は同じで、男性的成熟がかなり進んでいる例と、かなり遅れている例とで比較した。すると、知能指数が同程度にもかかわらず、男性的な性成熟が進んでいる者のほうが、一定時間内の連想度数が、多いことがわかった。この結果は、**テストステロンが精神的バイタリティにも影響を与えていることを物語っている。**

知能指数の話が出たついでに、男子と女子はどちらが知能指数が高いか、興味のある報告がある。攻撃性や衝動性があまり強くない男子と、やや攻撃的性格がある女子に、知的成績が高いという結果が出た。著しく外向的で攻撃的な性格、また受動的で依存性の高い性格の男女は、これより成績が下になっていた。小学生などで、ややおとなしい男の子と活発な女の子の成績が比較的上位なことも、この報告と考え合わせると合点がいくのではないか。攻撃的、積極的性格が多からず少なからざる者がよいというわけで、猛者は策士に一歩譲るというところだろうか。

さて、次に試みたのは、色彩象徴テスト。このテストは、赤、青、緑、茶、黒、白などの色彩カードを用意する。その上で、「死」「幸福」「愛」「友情」などの抽象的な言葉を与えて、その与えられた言葉にマッチすると思う色彩カードを選ばせるというもの。

このテストを、あらかじめ自衛隊の男子隊員と、百貨店などの女子定員に実施して、それぞれを正常な男女の対照群として性度を調べておいた。その上で、色彩象徴テストを類宦官症の男性群に受けてもらったところ、自衛隊員群と女子定員群とのほぼ中間に位置する性度、という結果が出た。

このテストは、あまり一般的に用いられるものではないが、一種の深層心理を探るものとも言える。色で表されるその人の情緒、心の奥底の意識が、テストステロンが少ない群では、かなり女性群に近いことが示されていた。

やや余談になるが、この色彩象徴テストで、薬科大学の女子学生の性度を検査したことがある。結果は、先の自衛隊員と百貨店の女子定員のほぼ中間。つまり類宦官症とだいたい重なるものであった。これについての解釈が難しいが、強引に憶測してみたい。

前の知能指数テストの例でもわかるように、やや男性的で積極性の強い女性は、知的発達に恵まれている。それを裏付けるデータとは言えないだろうか。学問が女性を男性的にするのか、または男性的といわれる性格をもっている女性が、そのような積極的、創造的社会活動への道を歩むべく大学生となる者のなかに多いのかはわからない。どちらなのだろうか。

性度を判定する目安の一つとして、いままで紹介してきたような投影技法とは別の、質問形式による意識調査的なテストもある。心理学者がよく使うＭＭＰＩもその一つ。たくさんの質問に口頭で答えさせ、その答えから、テストを受けた人の、むしろ表面的な性格や心理傾向を探ろうとするもので、入社試験の際などに利用されている。

いままで述べてきた方式のテストの成績からすれば、当然どの方式でも、類宦官症の性度は、やや女性的傾向を示すはずだ。ところがその予想はみごとにはずれ、反応パターンはまったく正常な男性群と一致し、女性群とは完全に相反したデータとなっていた。

この結果が意味するところは、きわめて興味深い。「このような場合はどうするか」という具体的な問いには、子どものころからの教育や環境によってつくりあげられている、一定の「男はかくあるべし」という観念や習慣などの男の意識が顔を出してくる。

その立場で答えるならば、テストステロン不足による体質的な弱さがあっても、自然に社会的な男らしさが前面に出てくるのではないだろうか。あまり男として力まなくても、当然、結果は「正常男性群」に含まれてくる。これに対し、前述のＴＡＴやＳＣＴ、ロールシャッハ・テスト、あるいは色彩象徴テストなどのように、深層心理というか、内面的な精神生活をそれと意識せずにひきだすと、飾られない体質的、心理的な本当の性度がでてきているのだろう。

ここに性役割のつくられ方の二面性が明らかにされていると言える。はじめに述べたように、**内に宿されている「性」の体質ともいうべきものと、そのうえに性自認として学習によって得られるものとが、縦横に美しい錦と織りなされている。それは私たちの「男ら**

しさ」「女らしさ」という精神的、行動的な意味での性、すなわち性役割をつくりあげている。

性は変わりうるものか～
「男女中間型」は認められない「法律上の性」

男と女という2つの性が、どのように分化するのかを述べてきた。ひと口で「性」といわれるものは、

①性の形態
②性の成熟・機能
③性役割

この3つの積み重ねによって形づくられたことをご理解いただけたのではないだろう

か。①②③のいずれも、女性型を基本とし、これにテストステロン作用で、男は男性として の性分化を遂げる。そして、この女性型と男性型の間には、様々なバリエーションの中間型が存在することも、たびたび見てきたとおり。

ところで、以上の①②③の積み重ねによる「性」とは別に、現実の世の中には、もう1つ厳然たる性の区別が存在することは言うまでもない。それは、出生と同時に役所に届け出、その後その人の公的な生活につねにつきまとう、いわば④社会生活上の性別である。

この④の性は、②や③までの性分化の道のりが順調ならば、④の性別との間に食い違いは生じない。

しかし、ここで問題なのは、すでに説明してきたように①から③までの性には中間型が存在したり、また、それぞれのレベルの性のあいだに食い違いがあったりするのに対して、④の性は、男との女の二つだけに限定されて、中間型の入る余地がないこと。そこで①と④の不一致をはじめ、②や③の経過次第では、もっと複雑な性の不調和が起きてくる可能性がある。

当人に本質的に備わった性と、否応なく社会的に振り分けられた性の不一致、あるいは、体の性と心の性、さらには社会的な性との食い違いと言ってもいいだろう。**医学的には、男と女は両極に位置する存在ではなく、連続的、流動的な存在である**ということが、この本の最大の主張のひとつでもある。この「流動的な性」と、社会生活上の「固定化した性」との二重構造のなかに生きる私たちにとっての、宿命とも言える問題点だろう。

そこで、良きにつけ悪しきにつけ、私たちの生活の大きな基礎をなす「性」とは、はたして動かしがたいものなのか、それとも変えうるものなのかを考えてみたい。別の見方をすれば、「性転換とは何を意味するのか」ということになる。

性転換をひとことで言えば、外性器の形を現在の形とは反対の性の形に変えること。正確には2つに分けることができる。1つは、出生時の性の形態が中間型であり、間違った性に判定されてしまっていたものを、正しい性にそった形に手術的修正を加えて、判定の誤りを正すというもの。いわゆるインターセックスといわれている人々がその対象になる。

もう1つは、性の形態はまったく正常であるが、心理的な性、性役割上の性と一致しない場合。つまり現在の性にそった生活に適応できなくなった場合に、あえて正常な性の形態を反対の性につくりかえるという処置である。完全転換手術というべきもので、つねにジャーナリズムの話題になってきた。

インターセックスの手術は堂々と

まず、第一の矯正手術的処置を伴う性の修正は、厳密に言えば性転換ではない。不完全で中間型のものを、どちらかの形に近づける手術となる。ペニスを伸ばし、先まで尿道をつくったり、睾丸を陰のうまで降ろしたりする男子のための手術。逆にクリトリスを小さくし、陰裂を開いて膣口を外に出したり、膣を腸などでつくったりする女子のための手術がある。その手術は外科的な立場からすれば、外性器の形成手術にすぎない。

たまたまそのような外科的手術の方法が、患者の届けでされた法律上の性と同じであれば、まったく問題なく、ふつうの外科手術にまつわる話の範囲にとどまる。本人も家族もそれだけのこととして受けとめる。

またこの場合、手術後、思春期を迎えてから性成熟をより完全なものにするために性ホルモン治療を行うこともある。男子の場合は男性ホルモン、女子の場合は女性ホルモンと黄体ホルモンを組み合わせながら、卵巣の周期性に見合った投与法を行う。

問題は、届け出された性と形成手術の方向が異なる場合だ。外性器が中間型のため、性腺が睾丸か卵巣かを確かめずに誤った性に判定されていた場合、性腺の機能に合わせて外性器手術の方向が決められるわけで、届け出された性は修正の必要が出てくる。

「今度生まれてくるときは男になりたい」とか「女になりたい」などと、私たちは冗談でいうときがある。しかし、生まれ変わってくるならまだしも、人生の途中で性を変えるのは、並大抵ではなく、その現実を体験せざる得ない当人たちの苦悩は、きわめて深刻だ。自分には何の罪もないのに、急に今までの男として、または女としての生活から逆の生活に変えなければならない。本人も精神的な大混乱に陥るだろうし、家族や周囲の対応も難しい。

男女の性別というものが、私たちの社会生活のなかに組み込まれている度合いは、想像以上のものがある。年齢が大きければ、大きいほど、その障害を越えて、反対の性の生活に適応していくのは大変なことだろう。とくに問題なのは、周囲の人々の好奇的な目や関心が、その適応をさまたげるケースが少なくない点だ。また逆に本人がコンプレックスを持ち、周囲の目を意識しすぎることもある。ここにも、性のもつ社会的意義の強さが顔を出してくる。

3歳以上になって、「自分は男である」あるいは「女である」という性自認がすでにしっかり確立してからは、性を変えることによる心理的な混乱は、とくに大きくなる。そのため、体を届け出の性に合わせるような手術をすべき、との考えを持つ学者もいる。

事実、反対の性に適応するのがたいへんだし、また周囲の目を考えると、とても性の届を変える勇気がないとして、現在の性にとどまることを希望する例は少なくない。さらに、一生独身で通すとすれば、日本の社会では男として生活したほうが生計をたてやすいから、なるべく男にすると考える人もいる。むろん、どのようなことになろうと、本来の性腺機能を見きわめ、正しい性で生きるべきであるという「自然派」もいる。

届け出の性を変えたあとの精神的、心理的混乱がどの程度のものであり、その影が将来どこで残るかというような面での精神医学や心理学の研究が、現在はまだ十分ではない。今後さらに分析検討されなければならない課題である。とくに、精神分析やカウンセリングの面での遅れが目立つ日本では、性に関する心理的な研究はより進められる必要があると考える。

しかし私の経験では、周囲のあたたかい目さえあれば、小児はもちろん、かなりな年齢であっても、新しい性によく適応している。これはやはり、**性の形態は中間型となっていても、脳の性分化の方向や、性役割の方向づけが修正された性に一致すれば、当然適応も自然に行われるという一つの証明ではないだろうか。いわば、魚が水を得るように、ということ。**性の形態が中間型でも、すでに性役割の性分化は、完全ではないものの、ある程度、性腺の性の方向へ進んでいたことを示す話ではないか。

ただやはり、たとえば女を男にした場合、男性ホルモンを十分に補充しても、やや弱さが目立つという点は否めない事実。逆に、男になることを拒否して睾丸を取って、女性らしくすべき女性ホルモンおよび黄体ホルモン療法を行っても、どこか男らしいきつさが残るのも、よく経験するところである。

なお、このような例では、本人の適応もさることながら、社会的な関心をいかに避け、かつ切り抜けるかがむしろ大問題であることが多い。

私の経験では、たとえば、「3歳まで女の子として育てないと、子どもは育たない」との迷信を信じて、孫の性をわざと女にさせ、その変更にあたっては一身に汚名を引き受けた祖母の話もあれば、性転換手術を受けに入院したあと、懐かしい故郷へは帰れないといった悲しい物語もあった。他にも、新築したばかりの家と仕事を捨てて、見知らぬ土地へ家族と共に転居できないと嘆く父親が、お子さんの性変更を拒んだご一家もいらっしゃった。

いずれにしても、性の社会性の強さからいって、性誤認は未然に防ぐべきで、発展途上国などでも産科関係者の意識を高めることが必須である。また同時に、外性器異常の例は、一日も早く、子どもの性自認が進まないうちに、正しい医学的診断を受けさせるべきと考える。幸いにして、最近は性をあまり恥ずかしがらずに、話したり、考えたりするようになったためか、比較的早く医師を訪ねるようになっている。私の経験症例の統計でも、思春期を過ぎるまで隠していて、医師に相談しなかったというような例はほとんどなくなってきている。

体と心の性が不一致の場合

さて、次に問題になるのは、正常な形態を持っている男女が、反対の性になりたいという望みをみたすため、手術的処置で届け出の性を転換する場合だ。いわゆる、心と体の性が乖離している「性同一性障害」という症例である。

性役割が性の形態と反対になっていることは、けっして稀な例ではない。心理的、精神的な性的傾向が形態上の性と別の傾向を示すことは、その程度にもよるが、本人にとっては深刻な問題点だ。社会的な男として、また女としての生き方が、未だにかなり明確に色分けされている世の中で、耐えられないという方もいらっしゃるはずだ。

男の画家が、女性としての生き方を通してしか芸術的発想が湧かないと言って、自ら去勢し、かつ女性ホルモンを服用して、衣服などもすべて女性そのものとして生活をしているという例があった。このような、ホルモンレベルだけの転換でも、という発想から、さらに可能なら外性器の修正もという人も現れてくる。

この種の外科的転換手術、およびそれによる届け出の性の変更は、日本では倫理的立場からかつては認められていなかった。その是非について論じられ、否定的な意見がほとんどだった頃と変わり、ようやく性転換後の戸籍変更も可能な時代になった。そして、精神医学的、心理学的に分析及び、治療の態勢が整った限られた医療機関での手術は、保険適用にもなったが、その後の性ホルモン療法は適用外など、課題は山積みだ。

しかし、当人にとっては深刻な問題で、転換後のスムーズな社会適応などのサポート態勢も整えていく必要がある。前に説明したように、誤りの修正という性転換には、多くの経験をもっている私も、この種の性転換の経験はない。ただ、私が長年勤めていた札幌医科大学附属病院は、2003年にGID（性同一性障害）クリニックを開設して、後輩の泌尿器科の舛森直哉教授が積極的に取り組みを進めておられる。欧米のように、精神科医、心理学者、内分泌学者、外科医などにより構成されたチームで、詳細な検討の上に実施されるようになっている。

性の倫理観はどんどん変わっている。それにつれて、心と体のちぐはぐさを自由に表現して、気楽にその修正を望む人も増えてきている。アンバランスに深刻に悩む人が、周囲からの好奇な目にさらされず、自然に見守る環境作りがもっと進むといいと思っている。身体障害の人々に対する社会の態度が、福祉思想の発展にともなって変わってきたように、この多様な性が認められるような世になる日がくるはずだ。

男にも「更年期」はある

生まれながらの性の形態の中間型、しかもその判定が誤りだった例、そして、性の形態は正常であるにもかかわらず、精神的な性、あるいは法律上、社会生活上の性と一致しない例をみてきた。そして、それぞれの場合に応じて、外科手術的に、あるいはホルモン投与によって、その気になれば積極的に変えうるものであるとお分かりいただけたと思う。

ここまでの話は、いわば人為的な性の転換と呼ぶことができる。いずれも当人及びその周囲の人びとにとっては、深刻な問題をはらむ例だが、その数は相対的には少ない。そこで、性の分化が通常に進み、形態、機能、性役割とも特別の問題を生じなかった例に話をもどして、あらためて、「できあがった性は、どう維持されるか」を考えてみたい。実は現在の私はこちらのほうが専門分野になっている。

性の機能を促進し、維持するのは内分泌的な積極作用、つまり性ホルモンの力であり、さらに言えば男女性ホルモンの比率だ。しかし、男を男たらしめ、女を女たらしめてきた内なる炎＝性ホルモンも、年とともに、やがて変化を示す。いわゆる中年期を迎えると、性腺機能に大きな変化が起き、性ホルモンバランスを変えていく。男として、女として基本的な性のパターーンは変わらないにしても、その個々のなかに彩られた色調が変わってくる。

人生を性ホルモンバランスで観察した１７２頁の図を、再度ご覧いただきたい。女性の場合ほど急激ではないものの男性も40歳代後半ぐらいから、睾丸機能の低下傾向を示し、男性ホルモンの分泌は減少する。同時に、女性ホルモンの比率が高くなる。まさに、ホルモンレベルでは中性化現象が起きてくる。

このような現象を「男の更年期」と呼ぶか否かは議論があった。体力の低下、倦怠感を訴える人が多いのは事実で、またこの年代ともなれば社会的な責任も重くなり、さまざまな精神ストレスが増加する。その結果、男の性役割を特徴づけていた積極的や攻撃性がしだいに影をひそめるようになる。

見方を変えれば、体力的衰えが目立ついっぽう、精神的な円熟を加え、温厚な人格へと移行する年代とも言えるが、これこそが加齢やストレスでテストステロン値が下がった男性が見舞われる更年期。かつて私が１９７９年に医学総会で「男にも更年期がある」と発表した時は、誰もまともに取り合ってくれなかった。当然ながら、男には女性特有の「閉経」という現象がないので、更年期などありえないという理屈であった。

ちなみに中年期にさしかかった男性諸君の多くが気になるところの「性的能力」の統計をグラフで紹介しておこう（次頁の図）。

ほぼ同じ条件の日本人男性とアメリカの男性を対象とした調査の比較。これをどう解釈

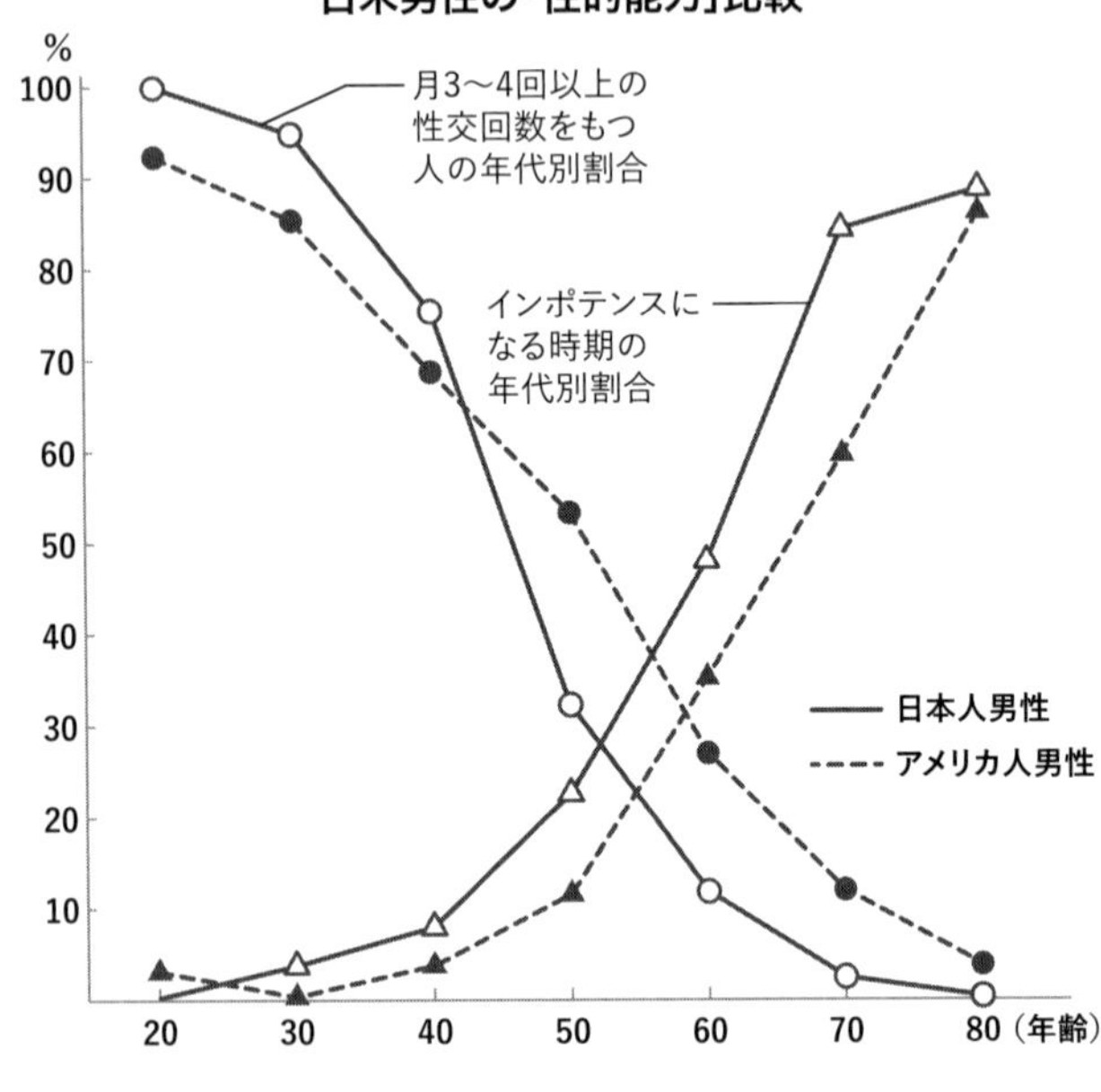

するかは、読者の判断にお任せするが、男としての機能そのものは、50歳を過ぎても、急速に衰えるものではない。その事実に自信をもち大いにがんばってもらいたいものだ。

次に女性の場合に目を転じてみよう。50歳代の卵巣機能低下を境に、性ホルモンバランスは急速に「子ども返り現象」あるいは「中性化現象」を示す。副腎性の弱男子ホルモンが前面に出て、それが女性ホルモンに転換されるもののみが、体内の女性ホルモンになる。

繰り返しになるが、弱男性ホルモンを女性ホルモンに変える主たる組織は脂肪細胞。そのため、更年期後の女性で太りぎみの人のほうが女っぽいといわれるのは、単なる外見的な印象だけではない。また**女性ホルモンが減った更年期以降の女性にとっては、体内の男性ホルモンが重要な元気の源であることも付け加えておく。**

ホルモンバランス上では、女性は男性へ接近し中性化する。攻撃的とまではいかなくても、精神的にも活発になり、行動的で積極性を高めていく例は、よくある。

誰もが経験する「第二の性の目ざめ」

以上見てきたような、性ホルモンバランスの変動に伴う肉体的な変化、そして、それらと相まって生じる精神生活の微妙な変化——これが男女問わず、中年期の大きな特徴の一つと言える。その変化の程度が大きいとき、一般には「中年の危機」とか「人生の転換期」と称されることになる。

心理的にも、中年期に至ると、男性は女性化し、女性は男性化すると指摘する人は多い。**心理学者のユングは、中年期とは「心理的なギアの切り替え」が起こる年齢だと表現している。**さらにユングの考えによれば、男女の心の深層にある異性へのイメージが、そのギアの切り替えによって浮かびあがり、表にあるいままでの性の像と統合され、より豊かな人格が生まれてくるとも言っている。

これら中年期特有の現象は、私の立場からは次のように考えることができる。それぞれの性ホルモンの活発な分泌によって、男はより男らしさを、女はより女らしさを開花させた思春期が「第一の性の目ざめ」であるとするならば、**性ホルモンバランスがたがいに歩み寄るこの年代は、「第二の性の目ざめ」の時期**であると。

「第一の性の目ざめ」の男女は、強い引力で引き合いながらも、おたがいの性のちがいを強く意識し、緊張した関係で生きていく。そして、そこに生まれるのは「激しい愛」。いっぽう「第二の性のめざめ」を迎えると表面的な両性のちがいの意識よりも、それぞれの性の奥底に似た、落ち着きのある「深い愛」が生まれてくる。ここを踏み越えて、人ははじめて人間的にも成長し、人生の熟年を迎えることになるのだろう。

「性」から見た男女の一生を、少々強引かもしれないが、次のようなたとえでまとめてみることにする。

神は、はじめ人間を一つの軟らかいゴムの塊りとしてつくりあげ、そのあとで男と女の二つの性を創造すべく、両端に引き裂こうと両手で左右に引っぱった。かくして、性の形態、機能から性役割まで、いちおう二つの性に分けられた。しかし、完全に真っ二つに分離できず、一部はつながったままになっている。

やがて、年月を重ねると、神の手にも疲れが出て、しかも男女に分けた生殖の目的も一応果たしたあとは、両端に引き裂こうとする力が弱まってくる。おのずと引きのばされたゴムは、元の一つの塊りにもどろうとする。むろん一部は両端にその位置を留めるが（性形態がこれに当たる）性役割を中心に、元の姿に近づこうとするわけである。

神は私たちを、いったん男と女の二つの性に分けたが、その間には引き寄せあう「愛」

という力を与え〝性〟の喜びと子孫を恵んだあと、また元の姿にもどして性を終わらせようとしているかのようだ。

そこに性に彩られた性の物語、錦織の美しさを感じるのは私だけであろうか。

エピローグ——アダムとイヴの未来には

性の考え方の変化がもたらすもの

いかにして男と女がつくられるのか、という大命題に向かって、男性医学の立場から説明してきた。はたして十分にその意をつくせたか、いささか不安である。

しかしこの本を通じて、男女創造物語の基本的な輪郭については、いちおう理解していただけたのではないだろうか。聖書の「アダムとイヴの物語」とは逆に、性の形態のみならず、性の機能や性の役割まで、女を基本とし、男は女をつくりかえてできたという事実に驚いた方も多いかもしれない。ボーボワールは女を「第二の性」と表現したが、医学的にみれば、女は「第一の性」と呼ぶべきで、男こそ、むしろ「第二の性」である。

また、男と女という2つの性は、水と油のように相反したものではなく、連続したものであり、かつおたがいに変えうるものである、という現代医学の解明した性の秘密は、私たちの「性と生」に関する考え方を根本的に変えさせつつある。

元々、この『アダムとイヴの科学』の初版は昭和56年（1981年）で、私は札幌医科大学泌尿器科の教授であった。その当時のアメリカの「ニューズ・ウィーク」で、男女創造物語を取り上げて解説していたのを覚えている。その冒頭には、19世紀のドイツの哲人ショーペン・ハウエルの「男女は、まったく異なった種別の生き物である」という句を上げていた。そして、そのような古い固定化された男女性別感が、いかに地すべり的に変貌してきているかも解説されていた。それから45年近くたった現在、性の多様化を認める世界になりつつある。

では、性に対するとらえ方の転換は、具体的にどのようなかたちで私たちの生活に変化をもたらしているのだろうか。大きく分けて2つの面があると思う。1つは、従来の固定化された性別観を共に築きあげられた人間社会、文化一般における男女の位置づけ、あるいは価値観の変化、見直しという現象。ウーマン・リブという言葉は既に死語になり、男女問わず平等に活躍できるようになってきたことは象徴的な社会の変貌であろう。

もう一面は、これらの動きと並行して見られる、性のそのものに対する積極的、人工的なコントロールの高まりという現象。前者を「性の解放」、後者を「性の革命」ととらえることもできるだろう。両者を合わせて、「性の自由化」と呼ぶ人もいる。

そもそも、男と女という性別がつくられた意義を、社会的・文化的な〝衣〟や〝飾り〟を取り去って考えてみれば、言うまでもなく種の保存のための「生殖」にある。その生殖を、いかに能率よく、またすぐれた次世代を残すかという目的に合うように、神の意図のもと、性器を含む肉体がつくられ、機能が用意され、行動様式が定められていると考えられるだろう。男と女の生物学的な本来の姿は、そこに求められる。

もう少し説明を加えると、私たちは生物として生きるために与えられた3大本能を持っている。1つは、自らの個体を維持していくための「食本能」であり、もう1つは、種すなわち人間という集団の生活を保つための「群集本能」。そして、その両者の中間に、個体のためであると同時に種族のためでもある「性本能」がある。

言いかえれば、性本能は、種保存のための目的をもった生殖に結びつく本能ではあるが、その大事業をスムーズに行わせるための個体の性行動全般を引き出すものとも言える。つまり、性本能と生殖は表裏一体の関係なのだ。その性行動、とりわけ性行為の合理的なものたらしめるべく、いわゆる性役割がうまれ、そこで歓びも愛も与えられているというわけだ。

「性」と「生殖」を切り離すと

さて、以上のような、本来なら表裏一体であるべき性行為と生殖を、新たな性意識として人為的に切り離そうとするところから、先ほど触れた「性の解放」や、「性の革命」が生まれてくる。一方で性を自由にエンジョイすると同時に、もう一方では生殖調節の研究が進められ、子どもを生む自由も、生まない自由も保証されるようになってきた。

このような動きは、とくに生殖の大きな部分の担い手である女性にとっては、生き方そのものにも少なからぬ変化をもたらした。生殖の負担からの解放が、女性の社会的進出を支え、生物学のみならず、広く文化的にも男女同権・平等の生き方をより発展させる背景になっている。

また男性にとっても、いわゆるオス的な性役割、つまり外的に立ち向かい、食を集め、メスや子のために巣を守るという立場が、このような流れのなかでしだいに陰が薄れつつあるのも事実である。世にいう「中性化時代」とは、男女両性の医学的、体質的な裏付けもさることながら、このような性と生殖の分離という新しい性のとらえ方にともなって現出してきたと言える。かつてはタブー視されていたセクシュアル・マイノリティ、「ＬＧＢＴＱ」が市民権をもち始めてきた昨今の風潮も、このことと無関係ではない。

さらにこのような「性の解放」は、同時に「性の革命」と言われる、より大胆な社会現象とも軌を一にしている。たとえば生殖の人為的調整法としては、受胎調節から始まって人工授精、試験管ベビーに発展し、ノーベル賞受賞者の精液の凍結保存なども、今では驚くことではなくなった。未知の女性に赤ちゃんを産んでもらって引き取る「借り腹」など、生殖という行為の、かなりの部分にまで、人工の手が加えられている。もはや、生殖とは、かつての宗教や社会道徳の枠内で保護されていた聖域ではなくなってきているのは事実である。

生殖をいわば神聖視するといった「心理的な垣根」が取り払われてくると、必然的に家族構成や親子関係にも新たな影響が出てくる。たとえば生活を合理的にするという理由で、子ども数を制御し、いまや一夫婦の「再生産率」は約0・7。1をとっくに下回っている。また、男女産み分けも血眼になっている傾向も増えている。さらに、親子とは必ずしも血縁関係が必要ではないとの考えも生まれて、養子の一般化は、とくに欧米では顕著になってきた。

「性教育」の問題点

以上見てきたように、性に対する考え方の変化が、生のあり方にも影響を与えるわけであり、まさに「性は生なり」を如実に示していると言える。しかし、ここで私は、あえて次のことを強調しておきたいと思う。

たしかに性に対する考え方の変化が、性と生殖の分離を可能にし、「性の解放」や「性の革命」をもたらしているのは事実である。そして、そのことが新しい男と女のあり方、新しい人間社会の方向を指し示していることも否定しようとは思わない。

ところがいっぽうで、これら「性の解放」や「性の革命」を、表面的な流行現象としてのみ受け入れられているかのような傾向がみられるのも事実。生殖からの解放に力点を置いた性、いわゆる性享楽主義的な風潮や、そこに由来する性道徳の乱れは、けっして「性の解放」でも「性の革命」でもないはずだ。

そのことに関連して、いわゆる「性教育」についてひとこと触れておきたい。世の多くの性教育に関する論調は、「赤ちゃんは、どのようにして生まれるか」に大きなウエートが置かれているようだ。必然的に、性行為から生殖の過程を理解させることが重要なポイントとなり、ややもすれば、性＝性行為そのものと受け取られる一面もある。

たしかに、性行為も生殖の過程も、私たちにとっても重要な問題であることは言うまでもない。しかし、**肉体と精神がまだアンバランスな段階の思春期前後の男女を対象に、ことさら、この性行為にスポットを当てるかのような理解のさせ方は、やや即物的にすぎるのではないだろうか。**

「性教育」と言うからには、「セックス」もさることながら、それ以前の「性」、つまり、この本で一貫して述べてきた人間としての本質的な性の姿を理解することが大切だ。男と女という2つの性をつくりあげているのは、まず生物学的な形態であり機能であり、それに広い意味での性役割が積み重ねられて、はじめて一個の肉体と精神を持った「性的人格」ができあがる。そこから性行為や生殖だけを切り取って考えても、おそらく性の何たるかはつかめていないと考える。

少年少女にとっては言うまでもなく、おとなになってさえ「性」は奥深く、未知であり、だからこそ尽きぬ魅力を秘めている。アダムとイヴがその昔、禁断の木の実を食べたことにも象徴されるように、「快楽」という一面をそこに見いだすのも自由。また、生殖の過程を機械的に理解しようとするのも、むだなこととも言えないかもしれない。しかし、それだけが「性」のすべてではないことを、私は重ねて呼びかけたい。

男は女を、女は男を（相手が同性の場合でも）、パートナーとして選び、そこに愛も生まれれば葛藤も生じる。好むと好まざるにかかわらず、それが「性的人格」としての私たちの人生にほかならない。

であるならば、**自らの性、相手の性をより深く理解することで、この人生はいっそう楽しくもなれば、実りの多いものとなるにちがいない。**この本が少しでもそのためのお役に立てれば、著者としてこれにまさる幸せはない。

『新・アダムとイヴの科学』出版に寄せて

地球上の生物は二重らせん構造のＤＮＡを遺伝情報として用い、メスとオス、ヒトでは女性と男性という、「性」のシステムを踏襲している。なぜ性があるのか、は宇宙の起源と同じように難しい問題であるが、ヒトでは男性にユニークなＹ染色体があることが男女の性差を特徴づけている。つまりヒトの基本形はＸ染色体を２本持つ女性で、男性はＸ染色体１本にＹ染色体を１本持つようになった。

実はヒトのＹ染色体に含まれている遺伝子は２００個程度とかなり少ない。男性の特徴がこの２００個ですべて説明できるわけではないが、男性を決定する因子はこのＹ染色体にあり、すべての男性は父親からＹ染色体を受け継いでいる。

熊本悦明先生は男性医学の父として、男性というジェンダーにはどういう特徴があるかを医学的に解明してきた。一方、先生は60年前のオリンピックにおける選手の性別決定の経験から、ヒトの性は白黒に二分されるものでなく、現在ＬＧＢＴＱと呼ばれているような様々な形があることを温かい視点で包容していた。そして男性であれ女性であれ、「元気にする」ことを先生の願いとされた。

熊本先生はテストステロンというホルモンを終生研究した。ホルモンには受容体（レセプター）が必要であるが、テストステロンの受容体はX染色体にある。従ってテストステロンは男性にも女性にも働いていることがわかる。不思議なことにテストステロンは無くなっても命には別条がないホルモンではあるが、ヒトが社会で自分らしく生きていくときに必要なホルモンであることを、70年の研究生活で熊本先生は看破した。

本書は熊本先生のお嬢様で父を敬愛してやまない熊本美加さんがカッパブックス版に解説を加えたものである。性の神秘を医学的に見たらどうなるか、をぜひ楽しんでいただきたい。

泌尿器科医・順天堂大学大学院教授・日本メンズヘルス医学会理事長

堀江　重郎

新・アダムとイヴの科学

著者　熊本 悦明／熊本 美加
発行者　真船 美保子
発行所　KK ロングセラーズ
〒169-0075　東京都新宿区高田馬場 4-4-18
電話（03）5937-6803㈹
http://www.kklong.co.jp
表紙イラスト　田上千晶
本文イラスト　福原伸一

印刷・製本　大日本印刷㈱
落丁・乱丁はお取替えいたします。
ISBN978-4-8454-5179-1　C0047
Printed in Japan 2023